Nationales Biobanken-Symposium – Jahresbericht

Nachhaltige Verankerung von Biobanken als Forschungsinfrastruktur

Tagungsband des
10. Nationalen Biobanken-Symposiums
vom 1. – 2. Juni 2022 in Berlin

Nationales Biobanken-Symposium – Jahresbericht

In der Reihe sind bisher erschienen:

Biobanken – Vorreiter für FAIRes Teilen von Daten und Proben in der medizinischen Forschung.
8. Nationales Biobanken-Symposium 2019 – Tagungsband.
ISBN 978-3-89838-747-7 | Erscheinungsjahr: 2019

Moderne Biobanken – fit for purpose!
7. Nationales Biobanken-Symposium 2018 – Tagungsband.
ISBN 978-3-89838-740-8 | Erscheinungsjahr: 2018

Aktuelle Herausforderungen und Chancen im Biobanking
6. Nationales Biobanken-Symposium 2017 – Tagungsband.
ISBN 978-3-89838-730-9 | Erscheinungsjahr: 2017

Biobanken als Bindeglied zwischen Forschung und Versorgung
5. Nationales Biobanken-Symposium 2016 – Tagungsband.
ISBN 978-3-89838-721-7 | Erscheinungsjahr: 2016

Biobanknetzwerke als Schrittmacher der medizinischen Forschung.
4. Nationales Biobanken-Symposium 2015 – Tagungsband.
ISBN 978-3-89838-709-5 | Erscheinungsjahr: 2015

Biobanken-Forschung in Deutschland: Vom Konzept zur Realisierung.
3. Nationales Biobanken-Symposium 2014 – Tagungsband.
ISBN 978-3-89838-700-2 | Erscheinungsjahr: 2014

Zukunft der Biobanken-Forschung in Deutschland:
Vernetzung, Kollaborationen und Strukturaufbau.
2. Nationales Biobanken-Symposium 2013 – Tagungsband.
ISBN 978-3-89838-691-3 | Erscheinungsjahr: 2013

Stand und Perspektive der deutschen Biobanken-Infrastrukturen
für die medizinische Forschung
1. Nationales Biobanken-Symposium 2012 – Tagungsband.
ISBN 978-3-89838-693-7 | Erscheinungsjahr: 2012

Nationales Biobanken-Symposium – Jahresbericht

Nachhaltige Verankerung von Biobanken als Forschungsinfrastruktur

Tagungsband des
10. Nationalen Biobanken-Symposiums
vom 1. – 2. Juni 2022 in Berlin

Herausgeber

Heidi Altmann, Ronny Baber, Edgar Dahl,
Michael Hummel, Roland Jahns, Michael Kiehntopf,
Martin Lablans, Bettina Meinung, Sara Nußbeck,
Sabrina Schmitt, Sebastian Claudius Semler, Cornelia Specht

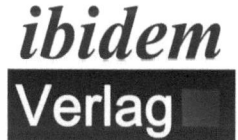

TMF – Technologie- und Methodenplattform
für die vernetzte medizinische Forschung e.V.

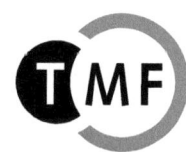

Impressum Imprint

Nationales Biobanken-Symposium – Jahresbericht
Nachhaltige Verankerung von Biobanken als Forschungsinfrastruktur
10. Nationales Biobanken-Symposium 2022 – Tagungsband

Herausgeber
Heidi Altmann, Ronny Baber, Edgar Dahl, Michael Hummel,
Roland Jahns, Michael Kiehntopf, Martin Lablans, Bettina Meinung,
Sara Nußbeck, Sabrina Schmitt, Sebastian Claudius Semler,
Cornelia Specht

TMF – Technologie- und Methodenplattform
für die vernetzte medizinische Forschung e.V.
Charlottenstraße 42 | D-10117 Berlin
Tel.: +49 (0) 30 22 00 24 70 | Fax: +49 (0) 30 22 00 24 799
info@tmf-ev.de | www.tmf-ev.de

Bibliografische Information der Deutschen Nationalbibliothek

Die Deutsche Nationalbibliothek verzeichnet diese Publikation in der Deutschen
Nationalbibliografie; detaillierte bibliografische Daten sind im Internet über
http://dnb.d-nb.de/ abrufbar.

ISSN: 2198-0845
ISBN: 978-3-8382-1681-2

© *ibidem*-Verlag, Stuttgart 2022
Alle Rechte vorbehalten

Das Werk einschließlich aller seiner Teile ist urheberrechtlich geschützt. Jede Verwertung außerhalb der engen Grenzen des Urheberrechtsgesetzes ist ohne Zustimmung des Verlages unzulässig und strafbar. Dies gilt insbesondere für Vervielfältigungen, Übersetzungen, Mikroverfilmungen und elektronische Speicherformen sowie die Einspeicherung und Verarbeitung in elektronischen Systemen.

All rights reserved. No part of this publication may be reproduced, stored in or introduced into a retrieval system, or transmitted, in any form, or by any means (electronic, mechanical, photocopying, recording or otherwise) without the prior written permission of the publisher. Any person who does any unauthorized act in relation to this publication may be liable to criminal prosecution and civil claims for damages.

Umsetzung: sku:l communication, Michaela Richter, Wiehl
Umschlag: Belau Werbung und Visuelle Kommunikation, Duisburg
Layout: sku:l communication, Michaela Richter, Wiehl
Printed in the EU

Programmkomitee Programme Committee

Programmkomitee des 10. Nationalen Biobanken-Symposiums 2022

Dr. Heidi Altmann
Universitätsklinikum Carl Gustav Carus Dresden, Technische Universität Dresden | Deutsches Krebsforschungszentrum, NCT Dresden

Dr. Ronny Baber
Universitätsklinikum Leipzig | Leipziger Forschungszentrum für Zivilisationserkrankungen LIFE, Leipzig Medical Biobank

Prof. Dr. Edgar Dahl
Universitätsklinikum der RWTH Aachen | Institut für Pathologie

Prof. Dr. Michael Hummel
Koordinator des Nationalen Knotens für BBMRI | Institut für Pathologie – Molekulare Diagnostik an der Charité – Universitätsmedizin Berlin

Prof. Dr. Roland Jahns
Interdisziplinäre Biomaterial- und Datenbank am Universitätsklinikum | Würzburg (IBDW)

PD Dr. Dr. Michael Kiehntopf
Deutsche Vereinte Gesellschaft für Klinische Chemie und Laboratoriumsmedizin e. V. | Institut für Klinische Chemie und Laboratoriumsdiagnostik am Universitätsklinikum Jena | Sprecher der TMF-Arbeitsgruppe Biobanken

Dr. Martin Lablans
Medizinische Informatik in der Translationalen Onkologie | Deutsches Krebsforschungszentrum (DKFZ)

Bettina Meinung
Institut für Klinische Chemie und Laboratoriumsdiagnostik | Universitätsklinikum Jena

PD Dr. Sara Nußbeck
Institut für Medizinische Informatik | Universitätsmedizin Göttingen

Dr. Sabrina Schmitt
BioMaterialBank Heidelberg | Institut für Pathologie

Sebastian Claudius Semler
Deutsches Biobanken-Register | Geschäftsstelle TMF e. V.

Dr. Cornelia Specht
German Biobank Node | Charité – Universitätsmedizin Berlin

Veranstalter Organizers

Veranstalter

TMF – Technologie- und Methodenplattform
für die vernetzte medizinische Forschung e.V.
Charlottenstraße 42 | D-10117 Berlin
Tel.: +49 (0) 30 22 00 24 70 | Fax: +49 (0) 30 22 00 24 799
info@tmf-ev.de | www.tmf-ev.de

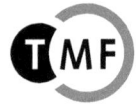

German Biobank Node (GBN)
Charité – Universitätsmedizin Berlin
Campus Virchow-Klinikum
Institut für Pathologie
Augustenburger Platz 1 | 13353 Berlin
Tel.: +49 (0) 30 45 05 36 347 | Fax: +49 (0) 30 45 07 53 69 38
germanbiobanknode@charite.de | www.bbmri.de

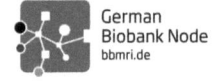

Sponsoren Sponsors

 Platin

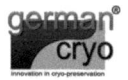

 Gold

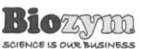 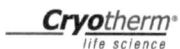 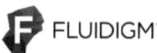

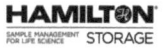 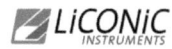

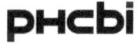 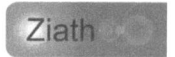 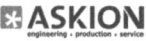...

Silber

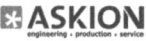 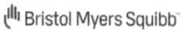 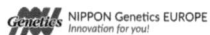

 Bronze

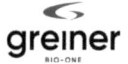 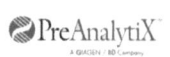 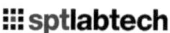

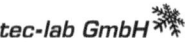

Inhaltsverzeichnis Content

Programmkomitee Programme Committee	5
Veranstalter Organizers	6
Sponsoren Sponsors	7
Vorwort Preface	13
Session 1 IT	15

Vorträge
Augmented Biobanking – sind wir soweit? 15
Kann eine AR-Brille das tägliche Biobanking verbessern?
Augmented biobanking – are we ready?
AR glasses to improve daily biobanking?
*M. Kersting, A. Popov, D. Drobek, P. Sebök, M. Goschkowski,
C. Dolch, N. Nizhegorodtseva, J. Prokein, T. Illig*

Verteilte Machbarkeit – Eine Brücke zwischen Bioproben und Daten 23
Distributed Feasibility – A Bridge Between Biospecimens and Data
*J. Gruendner, N. Deppenwiese, M. Folz, M. Hummel, A. Kiel,
B. Kroll, T. Köhler, M. Lablans, R. Majeed, L. Rosenau, B. Sedlmayr,
L. Szimtenings, A. Twrdik, H.-U. Prokosch, M. Rühle, M.-A. Scheidl,
C. Schüttler*

Das Kerndatensatz-Modul „Biobank – Bioprobendaten" 27
der Medizininformatik-Initiative
The Core Data Set Module "Biobank – Biospecimen"
of the Medical Informatics Initiative
*N. N. Deppenwiese, K. Buckow, C. Engels, T. Ganslandt, T. Kirsten,
M. Lablans, S. C. Semler, E. Rinaldi*

Poster	31
Session 2 Nachhaltigkeit	45
Poster	45

Session 4	Ethik/Datenschutz/Patient*innen-Partizipation	63
Vorträge	Transfer von Proben und Daten in Nicht-EU-Staaten – how to? Transfer of Samples and Data to Non-EU Countries – How to? *T. Herbst*	63
	Digitales Impfquoten-Monitoring des Robert Koch-Instituts: Ein Datentreuhänder schützt Patientendaten Digital Vaccination Rate Monitoring by the Robert Koch Institute: a DataCustodian Protects Patient Data *M. Semmler*	65
	Einführung der allgemeinen Patienteninformation nach Standard der Medizininformatik-Initiative Implementation of Standardized Medical Informatics Initiative's Broad Consent *R. Thasler, C. Schmidt, I. Naumann, S. Schönecker, U. Fietzek, E. Oswald, J. Havla, U. Mansmann, F. Albashiti*	69
	Broad consent für pädiatrisches Biobanking im Deutschen Zentrum für Lungenforschung (DZL) – Vorlage für ein zwei- stufiges Aufklärungsverfahren zur Nutzung genetischer Daten Pediatric Broad Consent in the German Center for Lung Research (DZL) – a Template for a Two-step Procedure for Genetic Data Use *G. Richter, K. I. Gaede and DZL-Platform Biobanking and Datamanagement*	73
Session 5	Education	81
Vorträge	Digitale Lehr- und Lernmethoden im Medizinstudium – vom Podcast bis zum Serious Game Digital teaching and learning methods in medical education – from podcasts to serious games *T. Raupach*	81
	Digitales Wissensmanagement am Beispiel der NAPKON-Studie Digital knowledge management within the NAPKON study *M. Tauchert, I. Bernemann, A. Kühn-Steven, V. Kopfnagel, S. Kunze, T. Illig, G. Anton on behalf of the NAPKON Biosample Core Unit*	83
	Biobanking spielerisch erklären Explaining biobanking in a playful way *D. P. Brucker, P. I. Pfefferle, R. Baber, J. Schiller, S. Y. Nussbeck*	89

Session 6	Qualitätssicherung	91
Vorträge	Externe Qualitätssicherung des Biobankings von mononukleären Zellen aus peripherem Blut: Design und Erkenntnisse der GBN-Pilotstudie 2020 External quality assurance of peripheral blood mononuclear cell biobanking: design and findings of the GBN pilot study 2020 *G. Wolf, C. Hartfeldt, H. Altmann, D. Poitz*	91
	DiBiMeDx: Digitalisiertes Biobankung mit Metabolitenprofiling im Hochdurchsatz – Etablierung von Big-Data-Analytik zur Verbesserung von Diagnostik und Vorsorge DiBiMeDx: High-throughput metabolite profiling for digitized biobanking – Establishment of big-data analytics to improve diagnostics and preventive medicine *D. Drettwan, S. Heelemann, J. Wittmann, R. Geyer, F. Huber*	93
	Kryokonservierte Präzisionslungenschnitte (PCLS), eine Herausforderung für das Gewebe-Biobanking Cryopreservation of Precision cut lung slices (PCLS), a challenge in tissue biobanking *C. Ruppert, O. Gryshkov, V. Mutsenko, S. Schwindt, B. Witte, B. Glasmacher, A. Günther*	103

Poster	109
Referent/innen des 10. Nationalen Biobanken-Symposiums 2022 Contributors of the 10th National Biobank Symposium 2022	**116**
Programm des 10. Nationalen Biobanken-Symposiums 2022 Programme of the 10th National Biobank Symposium 2022	**120**

Vorwort Preface

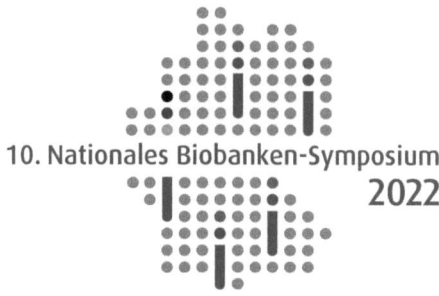

Liebe Kolleginnen und Kollegen,

im Namen des wissenschaftlichen Programmkomitees möchten wir Sie am 1. und 2. Juni 2022 herzlich zum 10. Nationalen Biobanken-Symposium einladen, das wieder gemeinsam von der Technologie- und Methodenplattform für die vernetzte medizinische Forschung (TMF e.V.) und dem German Biobank Node (GBN) ausgerichtet wird.

Das erfreulicherweise in Präsenz und nunmehr zum 10. Mal stattfindende Nationale Biobanken-Symposium hat sich in den letzten Jahren mit einem thematisch breit gefächerten Programm zum wichtigsten nationalen Biobankentreffen entwickelt.

Gerade in den vergangenen Monaten, während der COVID-19-Pandemie, wurde erneut deutlich, welche große Leistungsfähigkeit und Bedeutung die in den letzten Jahren etablierten nationalen und internationalen Biobankenstrukturen insbesondere für die translationale Forschung haben. Daher gilt es, auch weiterhin Biobanken als Infrastruktur und unverzichtbares Werkzeug für die Forschung zu verankern. Dies ist insbesondere vor dem Hintergrund der im Rahmen des Netzwerks Universitätsmedizin angestrebten Bündelung von Kompetenzen und Ressourcen sowie der Etablierung qualitätsgesicherter standardisierter Prozesse von essenzieller Bedeutung, um die in den kommenden Jahren zu erwartenden Herausforderungen und Entwicklungen für den Forschungsstandort Deutschland auch im internationalen Vergleich meistern zu können.

Unter dem diesjährigen Motto „Nachhaltige Verankerung von Biobanken als Forschungsinfrastruktur" erwarten Sie interessante Beiträge aus den Themenbereichen Genommedizin, Nachhaltigkeit, Education, Qualitätssicherung, IT und Ethik, Datenschutz sowie Patient:innen-Partizipation.

Neben den Hauptvorträgen werden während der in Präsenz durchgeführten Veranstaltung endlich wieder ausreichend Möglichkeiten zum direkten interdisziplinären Erfahrungsaustausch und zur Diskussion mit Kolleginnen und Kollegen sowie im Rahmen einer Podiumsdiskussion auch mit Industrievertretern bestehen.

Wir hoffen, Sie im Juni zum 10. Nationalen Biobanken-Symposium in Berlin begrüßen zu dürfen und freuen uns auf ein persönliches Wiedersehen.

Herzlichst Ihr Programmkomitee

Dr. Heidi Altmann | Dr. Ronny Baber | Prof. Dr. Edgar Dahl | Prof. Dr. Michael Hummel | Prof. Dr. Roland Jahns | PD Dr. Dr. Michael Kiehntopf | Dr. Martin Lablans | Bettina Meinung | PD Dr. Sara Nußbeck | Dr. Sabrina Schmitt | Sebastian Claudius Semler | Dr. Cornelia Specht

Augmented Biobanking – sind wir soweit?
Kann eine AR-Brille das tägliche Biobanking verbessern?
Augmented biobanking – are we ready?
AR glasses to improve daily biobanking?

Markus KERSTING [b,1], Alexander POPOV [a], Dirk DROBEK [a], Philipp SEBÖK [a], Marlene GOSCHKOWSKI [a], Christoph DOLCH [a], Nataliia NIZHEGORODTSEVA [a], Jana PROKEIN [b], Thomas ILLIG [a]

[a] *Hannover Unified Biobank (HUB), Medizinische Hochschule Hannover*, [b] *Zentrum für Informationsmanagement, Medizinische Hochschule Hannover*

Zusammenfassung.

Hintergrund: Mit der zweiten Version der HoloLens [1] hat Microsoft eine massentaugliche Hardware für Mixed/Augmented Reality Anwendungen etabliert. Ab Werk verfügt die Augmented-Reality-Brille (AR-Brille) über diverse Sensoren u. a. zur Erkennung von räumlicher Tiefe, Objekten sowie Handgesten und -bewegungen. Die Hannover Unified Biobank (HUB) verzeichnet, nicht zuletzt durch die Corona-Forschung, eine stark steigende Nachfrage bei Ein- und Auslagerungen von Bioproben. Nicht alle Prozesse lassen sich dabei komplett automatisieren. Logistik und Verarbeitung von Bioproben basieren jedoch fast immer auf Objekten (Tubes, Racks), die maschinenlesbar (Barcodes, ID-Tags) markiert sind.

Ziel: Anhand der HoloLens wurde geprüft, ob der aktuelle technische Stand einen sinnvollen Einsatz bzw. eine Verbesserung der Prozesse in einer Biobank ermöglicht.

Methoden: Zunächst wurden Use-Cases identifiziert, welche für die Nutzung einer AR-Brille in einer Biobank in Frage kommen. In Funktionstests wurden die technischen Eigenschaften der Brille geprüft und dokumentiert. Es wurde sowohl Lesbarkeit der unterschiedlichen in der HUB verwendeten 1D- und 2D-Barcodes durch die integrierte HoloLens-Kamera als auch die Verwendung eines Bluetooth-Scanners in Tests überprüft.

Ergebnisse: Der Mehrwert für die erarbeiteten Use-Cases zielte darauf ab, auf einen festen Arbeitsplatz mit Rechner zu verzichten und mobil und „handsfree" zu arbeiten. Die Anwendungsmöglichkeiten stellen digitale Picklisten und Workflows für die Probenumlagerung sowie die Überprüfung beim Probeneingang dar. Mithilfe von Funktionstests wurden die technischen Möglichkeiten für diese Prozesse überprüft. Nach aktuellem Stand ist das Biobank-IT-System direkt über die HoloLens aufruf- und bedienbar. Die aktuelle Version der HoloLens ist in der Lage, mit der eingebauten Frontkamera 1D-Barcodes zu scannen. Allerdings ist der Einsatz bei Proben mit Mikro-DataMatrix-Codes derzeit noch nicht möglich. Durch die verbauten Mikrofone, Kameras und die kabellose Netzwerkverbindung sind außerdem die Bedingungen für den Einsatz eines interaktiven Remote Assistenten gegeben, welcher technische Hilfe durch Spezialisten in Echtzeit über das Internet ermöglicht.

---

1 Corresponding Author.

Diskussion: Die HoloLens ist bereits heute auf dem technischen Stand, um für sinnvolle Aufgaben in der Biobank eingesetzt zu werden und um die Qualität im täglichen Biobanking zu verbessern. Für weitere Anwendungsfälle bietet Microsoft bereits Bausteine für die Entwicklung von individuellen Anwendungen unter Zuhilfenahme der Sensorik der HoloLens an.

Schlagwörter. Augmented Reality, Mixed Reality, Virtual Reality, HoloLens, Logistik, Bioproben, Biobanking, Prozesse, Benutzerschnittstelle

English Version

Abstract.

Background: With the second version of the HoloLens [1], Microsoft has established hardware for mixed/augmented reality applications that are suitable for mass use. The augmented-reality-glasses (AR-glasses) are equipped with various sensors for the recognition of distances, objects, and hand gestures. The Hannover Unified Biobank (HUB) is experiencing a sharp rise in demand for the storage and retrieval of biospecimen, not least due to growing Corona research. Not all processes can be automated. However, the logistics and processing of biospecimens are mostly based on objects (tubes, racks) that are marked in a machine-readable manner (barcodes, ID tags).

Aim: Tests have been performed to see whether the current version of the HoloLens enables meaningful use and improvement of daily routine work in a biobank.

Methods: First, use cases were identified through interviews with the staff of the Hannover Unified Biobank. In functional tests, the technical features of the glasses were tested and documented. Both readability of the different 1D and 2D barcodes used in the HUB by the integrated HoloLens camera and the use of a Bluetooth scanner were verified in tests.

Results: The benefit of the developed use cases is mainly based on working without a fixed workstation with a computer while instead working mobile and "handsfree". The use cases are digital lists for picking biosamples and workflows for sample control, sample rearrangement, and verification of incoming samples. With the help of functional tests, the technical possibilities for these processes were verified. By now the biobank IT system can be started and operated directly via the HoloLens. The current version of the HoloLens is able to scan 1D barcodes with the built-in front camera, but not yet samples with micro-DataMatrix codes. The built-in microphones, cameras, and wireless network connection also offer the conditions for the use of an interactive remote assistant, which enables real-time technical assistance by specialists over the internet.

Discussion: The HoloLens is technically ready to fulfill meaningful tasks in biobanking and to improve the daily routine work. For further use cases, Microsoft already offers Toolkits for the development of individual applications with the use of the HoloLens sensors.

Keywords: Augmented reality, mixed reality, virtual reality, HoloLens, logistics, biosamples, biobanking, processes, user interface

1. Hintergrund

Die Geschichte der virtuellen Realität reicht bereits Jahrzehnte zurück [1]. Nach dem letzten Hype in den 1990er-Jahren wurde es ruhiger um das Thema. Seinerzeit fehlte es an praxistauglichen Anwendungen und dies nicht zuletzt aufgrund mangelnder Rechenleistung. Mit der zweiten Version der HoloLens [2] hat Microsoft 2019 nun eine massentaugliche Hardware für Augmented Reality (AR)-Anwendungen vorgestellt. Die Brille kann ohne zusätzliche Hardware betrieben werden und bringt zahlreiche Sensoren und Funktionen für die Interaktion zwischen dem Benutzer sowie der realen und virtuellen Welt, was Microsoft als „mixed reality" (MR) bezeichnet.

Ab Werk verfügt die Brille über Mikrofone, Kameras sowie Infrarot- und Tiefensensoren für die Erkennung von räumlicher Tiefe, Positionen, Objekten, Handgesten und Audio. Anwendungen können dadurch auch mittels Augen- und Handtracking oder Sprachbefehl gesteuert werden. Dazu erhält der Benutzer audiovisuelles Feedback. Hierdurch eignet sich das System für Szenarien, in denen komplexere Tätigkeiten „hands-free" und mobil erfolgen müssen.

Beispielsweise im Lagerbereich der HUB fallen Tätigkeiten wie das Kommissionieren und Prüfen einer Auslagerung von codierten Proben (Tubes) oder Probenträgern (Platten/Racks/Boxen) an, bei denen eine elektronische Unterstützung jenseits eines klassischen PC-Arbeitsplatzes hilfreich wäre und die stark an logistische Prozesse in anderen Branchen erinnern, in

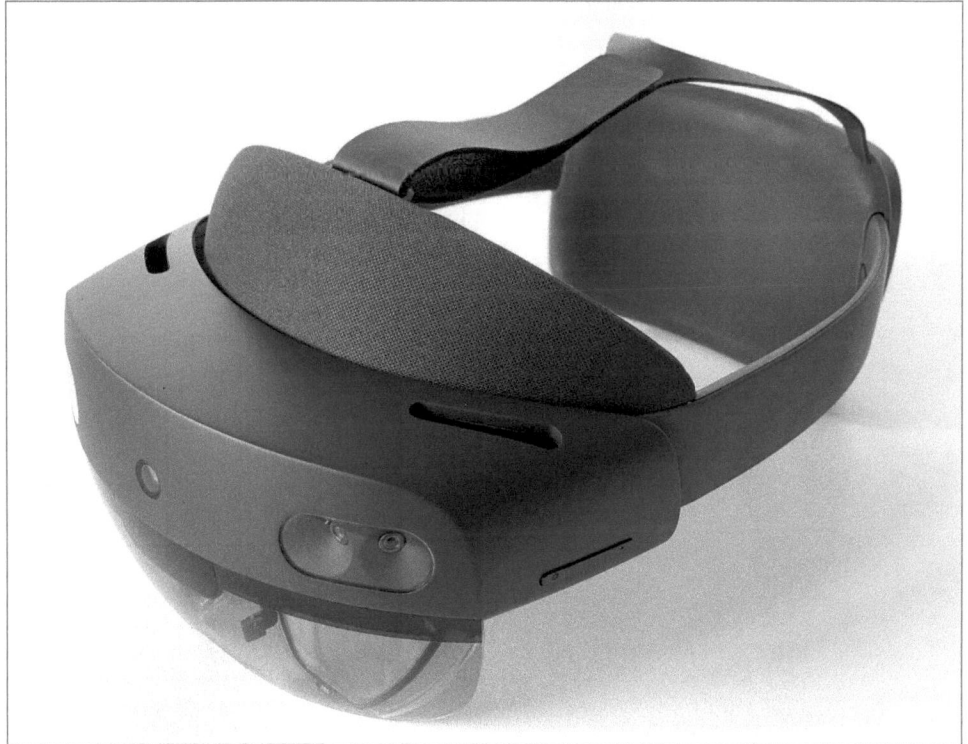

Abbildung 1. *Microsoft HoloLens 2*

denen die HoloLens bereits getestet wurde [3, 4]. Nicht immer lassen sich die Lager- und Laborprozesse in der Biobank mit vorhandener Robotik komplett automatisieren, beispielsweise, weil aufgrund externer Vorgaben studienspezifische Labware eingesetzt werden muss oder neue Verarbeitungs- und Verteilungsprozesse abgebildet werden müssen. Da die HUB – nicht zuletzt durch die Corona-Forschung – eine stark steigende Nachfrage bei individuellen Ein- und Auslagerungen von Bioproben verzeichnet, stellte sich die Frage, ob die HoloLens bereits eine sinnvolle Unterstützung bei der täglichen Arbeit sein kann.

2. Ziel

Ziel dieser Arbeit war es, Anwendungsfälle in der HUB zu identifizieren, die durch eine AR-Brille sinnvoll unterstützt werden können. Hierfür sollte geklärt werden, welche Funktionen und Möglichkeiten die Brille bietet, insbesondere mit Blick auf die technischen Rahmenbedingungen einer Biobank. Desweiteren sollten der aktuelle Stand der Technik sowie mögliche Alternativen bestimmt werden.

3. Methoden

Anwendungsfälle: Um einen sinnvollen und effizienten Einsatz der HoloLens in der Biobank zu ermöglichen, wurden Interviews mit Mitarbeitenden der HUB aus der Logistik, dem Labor und der IT-Abteilung durchgeführt und die Ergebnisse anschließend nach Umsetzbarkeit und

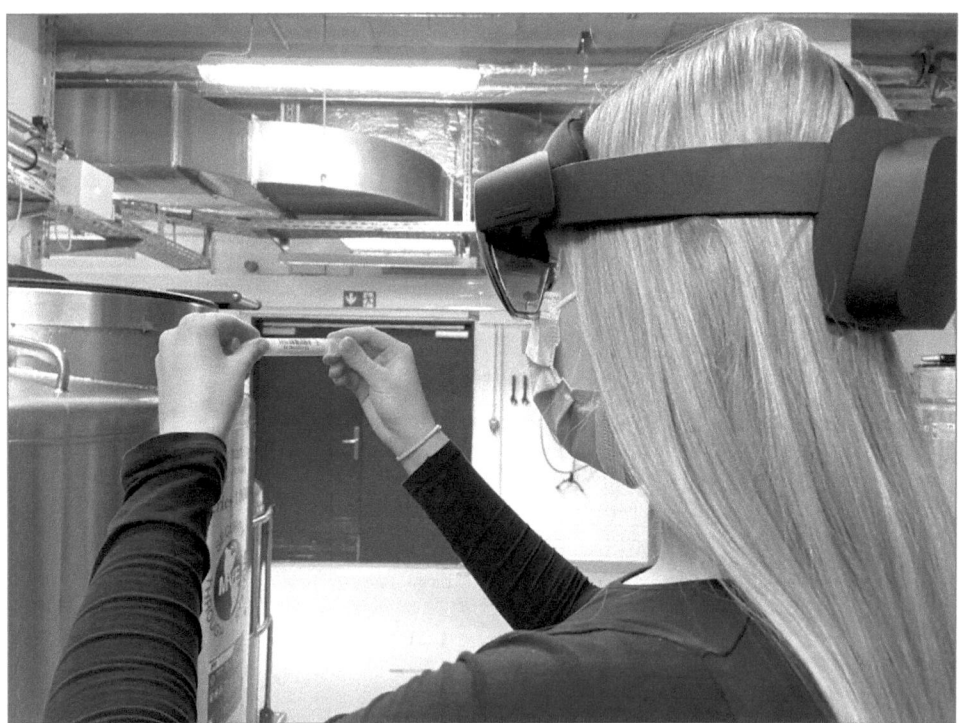

Abbildung 2. *Scannen von Tube-Barcodes mit der Microsoft HoloLens 2*

Relevanz sortiert. Dabei wurden die Interviewten über die Technik der HoloLens aufgeklärt und in einem qualitativen Interview durch offene Fragen nach den gewünschten Einsatzmöglichkeiten in der Biobank gefragt.

Code-Lesefähigkeit: Für die Tests der Lesefähigkeit von 1D- und 2D-Barcodes mithilfe der verbauten Frontkamera wurden mehrere Messversuche mit drei unterschiedlichen Tube-Größen durchgeführt, um die technischen Möglichkeiten der verbauten Kamera zu überprüfen. Dabei wurden Probenbehälter genutzt, die mit den zentral gedruckten Standardetiketten der HUB beklebt wurden. Für den Versuch wurde sowohl der Mindest- und Höchstabstand bei erfolgreichem Scan als auch die Scandauer bei den Messungen aufgenommen. Die Messreihen wurden jeweils in den Umgebungen Büro- und Lagerraum der Stickstofftanks durchgeführt. Für die Versuche wurde die Anwendung „Barcode Scanners" von Manatee Works eingesetzt, der jeweilige Abstand zur Frontkamera gemessen und während des Versuches schrittweise vergrößert.

Scanner: Um die Funktionen der HoloLens 2 zu erweitern, können verschiedene Geräte über Bluetooth verbunden werden. Die HoloLens 2 verfügt über Bluetooth 5 und ermöglicht somit die Konnektivität mit den in der HUB eingesetzten Bluetooth Barcode-Scannern. Um die Scandauer beim Einsatz der HoloLens zu verkürzen, wurde die Verbindung mit dem Handscanner „ZEBRA DS2278 Digital Scanner" getestet. Dieser bietet die Funktion des kabellosen Einsatzes und soll damit die flexible und mobile Arbeitsweise ermöglichen.

Biobanksystem: Den letzten Baustein für den Einsatz der HoloLens in der Biobank stellt die Anwendung von CentraXX (Kairos, Bochum) [5] dar. Es handelt sich dabei um das primäre Biobanksystem der HUB, welches für diesen Use-Case über die HoloLens gestartet und bedient werden soll. Hierfür wurde die Web-Anwendung getestet und die Vor- und Nachteile von dem Einsatz der Anwendung über die HoloLens erarbeitet.

4. Ergebnisse

Die Auswertung der durchgeführten Interviews zeigt, dass die HoloLens durch den Gebrauch der eingebauten Sensoren vielfältige Einsatzmöglichkeiten bieten kann.

Eine der Anwendungsmöglichkeiten stellt die Nutzung von digitalen Übersichtslisten für das Picken, also das Heraussuchen und Zusammenstellen von angeforderten Proben für die Auslagerung, welche nach aktuellem Stand nicht über die vorhandene Robotik gelöst werden kann, dar. Mit einer digitalen Pickliste kann die Übersichtsliste über geforderte Proben nahtlos in den Arbeitsprozess eingebunden werden und parallel zum Picken angezeigt und betrachtet werden. Dabei können bereits während des Prozesses einzelne Proben über die Gesten- oder Sprachsteuerung digital abgehakt werden, ohne den Arbeitsprozess zu unterbrechen. Einen erweiterten Use-Case hierfür stellt die Verwendung der Augmented Reality Navigation dar, bei welcher der Weg zum gesuchten Lagerbehälter visuell dargestellt wird und den Nutzer bis hin zum Gestell und zur Box navigiert und damit die Suche der Proben erleichtert. Zu den weiteren Anwendungsfällen gehört der Einsatz der in der HUB verwendeten Workflows für die Inventarkontrolle, Probenumlagerung und die Prüfung des Probeneingangs mithilfe der HoloLens.

Ein weiterer Use-Case ist die Nutzung der HoloLens für einen Remote-Assistenten. Dabei kann durch die Verwendung der Kamera, Mikrofone, Lautsprecher und kabelloser Netzwerkverbindung in kürzester Zeit eine Live-Übertragung mit einem Spezialisten aufgebaut werden, um Probleme darstellen und zusammen lösen zu können. Für diesen Fall bietet Microsoft bereits die fertige Anwendung „Microsoft Dynamics 365 Remote Assist", welche einen Videoanruf und die Darstellung von aufgenommenen Fotos und Videos für den Gesprächspartner ermöglicht.

Den Hauptnutzenfaktor der HoloLens für Arbeiten in der Logistik und im Labor stellt somit der Verzicht auf einen zusätzlichen Arbeitsplatz mit einem Rechner und damit die Minimierung der Wege als auch die Möglichkeit „handsfree" mit dem Datenbanksystem zu arbeiten dar. Um eine vollständig mobile Arbeitsweise zu gewährleisten, ist der Einsatz der eingebauten Frontkamera oder eines Bluetooth Handscanners für das Scannen der Proben notwendig. Die Versuchsergebnisse zeigen, dass das Scannen von Proben mit 1D-Barcodes des Typs Code128 [6] mit der eingebauten Kamera der HoloLens umsetzbar ist. Die Stuhl-Probenbehälter von Sarstedt (16.5/101 mm) mit 1D-Barcode lassen sich im Probenlager in einem Abstand von 10 bis 32 cm erfolgreich messen, während die kleineren EDTA 1,2 ml 1D-Barcodes bei Distanzen von 12,5 bis 29 cm messbar sind. Im Büroraum konnten die Sarstedt-Stuhlröhren bei Tageslicht in einem Abstand von 9 bis 28,5 cm und die EDTA 1,2 ml Tubes in einem Bereich von 13,5 bis 18,5 cm erfolgreich gemessen werden. Die Scandauer lag aufgrund der variierenden Fokussierungsgeschwindigkeit in dem Bereich zwischen 1,39 und 7,95 Sekunden und beträgt im Durchschnitt 4,23 Sekunden.

Aufgrund der geringen Größe der Micro-Datamatrix-Codes [7] lassen sich die „Matrix 1 ml Screwtop"-Tubes nicht mit der eingebauten Kamera der HoloLens scannen. Der Grund hierfür ist die mangelnde Fokussierung der Kamera bei nahen Objektaufnahmen. Damit ist die Anwendung der Frontkamera für den Code-Scan dieser Probenbehälter nicht einsatzreif und bedarf für die Implementierung in die Prozessabläufe der Biobank der Entwicklung einer separaten Anwendung. Hierfür bietet Microsoft bereits ein Toolkit für das Erkennen und Tracken von QR-Codes an, welches in eine eigene AR-Anwendung für den individuellen Einsatz integriert werden kann [8].

Durch die eingebaute Bluetooth-Funktion wurde die HoloLens mit einem ZEBRA DS2278 Scanner gekoppelt und Scans von 1D-Barcodes getestet. Der Einsatz des Handscanners ist in vollem Umfang in der CentraXX-Anwendung möglich. Die Möglichkeit, damit Barcodes für die Probensuche oder für die Arbeit mit den Workflows direkt über das Interface auf der HoloLens zu scannen und die Durchführung der digitalen Dokumentation der Ein- und Auslagerung bietet somit die Chance, den Zeitaufwand der Logistikroutine zu verringern und die Fehleranfälligkeit zu reduzieren.

CentraXX, das primäre Biobanksystems der HUB, lässt sich über den Browser aufrufen und bedienen. Die Voraussetzung hierfür ist eine ausreichend hohe WLAN-Ausleuchtung im gesamten Arbeitsbereich, was im Rahmen der Untersuchung ausreichend vorhanden war. Alle Funktionen, wie z. B. die Suchfunktion von Proben und Patienten sowie die Nutzung der Workflows, sind aktiv und lassen sich problemlos ausführen. Da das Interface der Software für eine Bedienung mit Maus und Tastatur ausgelegt ist, fallen viele der Bedienelemente für die Nutzung mit der HoloLens kleiner aus und sind damit aufwendiger zu bedienen.

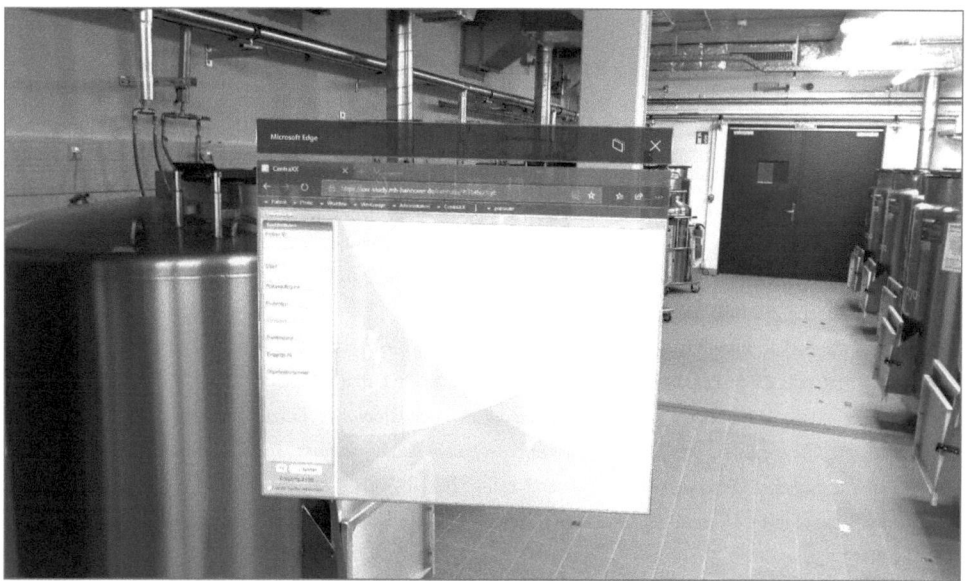

Abbildung 3. *Probensuche im CentraXX über die Microsoft Hololens 2*

5. Diskussion

Die HoloLens ist derzeit noch einzigartig auf dem Markt und bietet bereits heute viele einsatzfähige Funktionen für das Biobanking. Durch den Einsatz des Biobanksystems direkt über die Brille sowie die Möglichkeit, die Remote-Assist Funktion in vollem Umfang nutzen zu können, besteht bereits in der aktuellen Version ein Mehrwert für den Einsatz in der Logistik. Ferner bietet Microsoft mit dem „Mixed Reality Toolkit" Bausteine für die Funktionen der räumlichen Interaktion sowie die Einbindung weiterer technischer Möglichkeiten für die Echtzeit-Entwicklungsplattform „Unity" [9].

Der Einsatz der beiden Anwendungsfälle: Proben scannen und prüfen sowie die Hilfestellung beim Picken von Proben mit der Anzeige von Informationen über die Lagerorte ist sinnvoll, benötigt jedoch für den Routineeinsatz eine Optimierung des Interfaces auf die Augmented-Reality-Umgebung, um die Arbeitsprozesse dauerhaft reibungslos und fehlerfrei durchführen zu können. Ziel der HUB ist es, dies in einem nächsten Schritt zu entwickeln und im Routinebetrieb zu evaluieren.

Die HoloLens versteht sich auch als Plattform für zukünftige und eigene Anwendungen. Sensorik und Rechenleistung reichen, im Gegensatz zum ersten VR-Hype der 90er, bereits für viele denkbare Szenarien aus. Es ist davon auszugehen, dass die Technologie dieses Mal nachhaltigen Einzug in den (Arbeits-)Alltag halten wird und sich die Endgeräte schnell weiterentwickeln werden. Wohin die technische Entwicklung führen kann, zeigt bereits die geplante Mojo Lens [10], welche AR-Funktionen in eine Kontaktlinse integrieren soll. Es ist daher sinnvoll, sich bereits jetzt mit diesen Möglichkeiten, insbesondere der besseren Mensch-Maschine-Interaktion, auch im Biobankumfeld auseinanderzusetzen, um die probenbasierten Prozesse – jenseits von PC und Mausklicks – in naher Zukunft zu optimieren.

Referenzen

[1] Wohlgenannt, I. et al. (2020) Virtual Reality, Business & Information Systems Engineering (62), *https://doi.org/10.1007/s12599-020-00658-9*.

[2] Microsoft. HoloLens 2. *https://www.microsoft.com/de-de/hololens/* Letzter Zugang: 2021-09-02.

[3] Lang S. et al. (2019) Mixed Reality in Production and Logistics: Discussing the Application Potentials of Microsoft HoloLens, Procedia Computer Science (March 2019).

[4] Bräuer, P., Mazarakis, A. (2018) AR in order-picking – experimental evidence with Microsoft HoloLens, Digitale Bibliothek der Gesellschaft für Imformatik e.V. *https://dl.gi.de/handle/20.500.12116/16900* Letzter Zugang 2021-10-01.

[5] Kairos, CentraXX. *https://www.kairos.de/produkte/centraxx-bio/* Letzter Zugang: 2021-09-30.

[6] BarMatrixCode, Code 128. *https://barmatrixcode.de/code128/* Letzter Zugang: 2021-10-01.

[7] BarMatrixCode, Data Matrix. *https://barmatrixcode.de/codedatamatrix* Letzter Zugang: 2021-10-01.

[8] Microsoft, QR-Code-Tracking. *https://www.microsoft.com/de-de/windows/mixed-reality/develop/platform-capabilities-andapis/qr-codetracking* Letzter Zugang: 2021-09-30.

[9] Unity Technologies, Unity3D Mixed Reality. *https://unity3d.com/de/partners/microsoft/mixed-reality* Letzter Zugang: 2021-09-30.

[10] Mojo Vision Inc., Mojo Lens. *https://www.mojo.vision/mojo-lens/* Letzter Zugang: 2021-09-30.

Verteilte Machbarkeit – Eine Brücke zwischen Bioproben und Daten
Distributed Feasibility – A Bridge Between Biospecimens and Data

Julian GRUENDNER[a], Noemi DEPPENWIESE[b], Michael FOLZ[c],
Michael HUMMEL[d, e], Alexander KIEL[f, g], Björn KROLL[h], Thomas KÖHLER[g],
Martin LABLANS[g, i], Raphael MAJEED[j, k], Lorenz ROSENAU[h], Brita SEDLMAYR[l],
Lukas SZIMTENINGS[j], Alexander TWRDIK[g], Hans-Ulrich PROKOSCH[a],
Mathias RÜHLE[g], Marc-Anton SCHEIDL[a], Christina SCHÜTTLER[a]

[a] Lehrstuhl für Medizinische Informatik, Friedrich-Alexander-Universität Erlangen-Nürnberg, Erlangen,
[b] Medizinisches Zentrum für Informations- und Kommunikationstechnik, Universitätsklinikum Erlangen, Erlangen,
[c] Medical Informatics Group (MIG), Universitätsklinikum Frankfurt, Frankfurt am Main, [d] Institut für Pathologie, Charité-Universitätsmedizin Berlin, Berlin, [e] German Biobank Node (GBN), Charité-Universitätsmedizin Berlin, Berlin, [f] Leipziger Forschungszentrum für Zivilisationserkrankungen, Universität Leipzig, Leipzig, [g] Abt. Föderierte Informationssyseme, DKFZ, Heidelberg, [h] IT Center for Clinical Research, Universität zu Lübeck, Lübeck, [i] Komplexe Datenverarbeitung in Medizinischer Informatik, Universitätsmedizin Mannheim, Mannheim, [j] Institut für Medizinische Informatik, Uniklinik RWTH Aachen, Aachen, [k] Universities Giessen and Marburg Lung Center (UGMLC), Deutsches Zentrum für Lungenforschung (DZL), Justus-Liebig Universität Gießen, Gießen, [l] Institut für Medizinische Informatik und Biometrie, Medizinische Fakultät Carl Gustav Carus, TU Dresden, Dresden

Zusammenfassung. Die vergangene Dekade hat unterschiedlichste Projekte hervorgebracht, die sich die Bereitstellung von medizinischen Daten für die Forschung zum Ziel gesetzt hat. Auf nationaler Ebene leistete im Bereich des Biobanking der German Biobank Node (GBN) [1] Pionierarbeit, während die Medizininformatik-Initiative (MII) [2] hinsichtlich Patientendaten aus der Routineversorgung bereits funktionierende Strukturen etablieren konnte. In 2021 fiel nun der Startschuss, diese bislang parallel laufenden Projektlinien zusammenzuführen. Das ABIDE_MI Projekt hat es sich zur Aufgabe gemacht, Technologien, Regularien, Gremien und Governancestrukturen der 24 deutschen Universitätsklinika und ihrer 25 Biobanken zu harmonisieren, um für Forscher und Forscherinnen auf der Suche nach Bioproben und/oder (assoziierten) Patientendaten eine einheitliche Anlaufstelle zu schaffen. Zentrales Element wird hierbei ein Feasibility Tool sein, mit dem Forschende die Verfügbarkeit von Proben und/oder Daten an den angebundenen Standorten abfragen können, um die Machbarkeit ihres Studienvorhabens ermitteln zu können.

ABIDE_MI kann bei diesem Vorhaben von bereits umgesetzten Vorarbeiten profitieren. Neben der Nutzung der Infrastruktur der im Rahmen der MII aufgebauten Datenintegrationszentren (DIZ) und den Erfahrungen aus der vom GBN koordinierten German Biobank Alliance [3] kann nahtlos an die Entwicklungen des NUM (Netzwerk Universitätsmedizin) CODEX (COVID Data Exchange Platform) Projekts [4] angeknüpft werden. In diesem Projekt konnte bereits eine erste Testversion des angestrebten Feasibility Tools für einfache Anfragen umgesetzt und durch potenzielle Endnutzer und Endnutzerinnen hinsichtlich der Nutzerfreundlichkeit evaluiert werden.

Das Tool ermöglicht in seiner ersten Version eine einfache Abfrage von Datenelementen, die auf dem Covid-spezifischen GECCO-Datensatz [5] und den verteilt in den MII DIZ bereitgestellten FHIR Servern beruhen. Dabei können die Datenelemente entweder über ein Freitextfeld oder einen Menübaum als Ein- oder Ausschlusskriterium definiert werden. Zusätzlich können die Merkmale mit einer UND- oder ODER-Verknüpfung verbunden werden. Die Usability-Analyse des Feasibility Tools zeigte, dass die bisherigen Entwicklungen als positiv von den Nutzern und Nutzerinnen empfunden werden. Insbesondere das intuitive Bedienkonzept wusste zu überzeugen. Es konnten jedoch auch einige Usability-Probleme aufgedeckt werden, die in der kommenden Entwicklungsphase im Rahmen des ABIDE_MI Projekts frühzeitig berücksichtigt werden können.

Zu den angemerkten Punkten zählen unter anderem die klarere Visualisierung der Unterteilung in Ein- und Ausschlusskriterien, eine einheitliche Darstellung der UND/ODER-Verknüpfung sowie die Möglichkeit, nach Synonymen zu suchen. Darüber hinaus wurde auch eine Speicherfunktion gewünscht. Diese und weitere Funktionalitäten werden Gegenstand der Entwicklungen von Version 2 im ABIDE_MI Projekt sein. Hinzukommen sollen zudem noch die zeitliche Einschränkung von Merkmalen, die Gruppierung von Merkmalen sowie die Darstellung deren zeitlicher Beziehung zueinander. Ein weiterer Fokus wird die Erweiterung des durchsuchbaren Datensatzes sein. Dieser soll auf den vollständigen Kerndatensatz der MII inklusive der Bioproben ausgeweitet werden und sich nicht mehr nur auf Covid-spezifische Daten beschränken.

Auf diese Weise werden zukünftig Machbarkeitsanfragen über alle Patienten der beteiligten Universitätskliniken möglich sein. Durch die angestrebte Integration des Feasability Tools in das Deutsche Forschungsdatenportal für Gesundheit wird darüber hinaus für die Forschenden eine Möglichkeit geschaffen, ihre Foschung über eine Plattform zentral zu koordinieren.

Schlagwörter. Biobanken, Datenintegration, Machbarkeitsanfragen, Medizininformatik-Initiative, Kerndaten

English version

Abstract. The past decade has seen a wide variety of projects aimed at making medical data available for research. On a national level, the German Biobank Node (GBN) [1] pioneered biobanking, while the Medical Informatics Initiative (MII) [2] was able to establish infrastructure for processing and analyzing patient data from routine care. In 2021, the starting signal was given to merging these projects, which had previously run in parallel. The resulting ABIDE_MI project aims to harmonize technologies, regulations, committees, and governance structures of the 24 German university hospitals and their 25 biobanks to create a single point of contact for researchers searching for biospecimens and/or (associated) patient data. The central element will be a Feasibility Tool with which researchers can query the availability of samples and/or data at the connected sites to determine the feasibility of their study project.

In this project, ABIDE_MI can benefit from previous work. In addition to using the infrastructure of the data integration centers (DIC) established within the MII and the experience gained from the German Biobank Alliance [3] coordinated by the GBN, the developments of the NUM (Network University Medicine) CODEX (COVID Data Exchange Platform) [4] project can be seamlessly linked. In this project, a first test version of the envisaged Feasibility Tool for simple queries could already be implemented and evaluated by potential end users regarding user-friendliness.

In its first version, the tool allows a simple query of data elements based on the covid-specific GECCO data set [5] and executing queries on the FHIR servers provided in a distributed manner in the MII DIC. Data elements can be defined either via a free text field or a menu tree and added as inclusion or exclusion criteria to a query. Additionally, the features can be linked with AND or OR operations. The usability analysis of the Feasibility Tool showed that the previous developments were perceived as positive by the users. In particular, the intuitive operating concept was convincing. However, some usability problems could also be uncovered, which can be considered at an early stage in the upcoming development phase within the ABIDE_MI project.

Among the points noted were a clearer visualization of the subdivision into inclusion and exclusion criteria, a uniform display of the AND/OR link, and the ability to search for synonyms. In addition, a saving function was also desired. These and further functionalities will be subject to the developments of version 2 in the ABIDE_MI project. In addition, the temporal restriction of features, the grouping of features, as well as the representation of their temporal relationship will be added. Another focus will be the extension of the searchable dataset. This will be expanded to include the complete MII core data set, including biospecimens, and will no longer be limited to covid-specific data.

In this way, feasibility queries about all patients of the participating university hospitals will be possible in the future. Furthermore, the intended integration of the Feasibility Tool into the German Research Data Portal for Health will create a possibility for researchers to coordinate their research centrally via one platform.

Keywords. Biobanks, data integration, feasibility query, Medical Informatics Initiative, core data

Referenzen

[1] Hummel M, Rufenach C. We're here to accelerate Biomedical Research. 5. Nationales Biobanken Symposium, Berlin 12/2016. ISBN 978-3-89838-721-7.
[2] Semler SC, Wissing F, Heyder R. German Medical Informatics Initiative. Methods Inf Med 2018, 57: e50-e56. Doi: 10.3414/ME18-03-0003. PMID: 30016818.
[3] Schüttler C, Buschhüter N, Döllinger C, Ebert L, Hummel M, Linde J, et al. Anforderungen an eine standortübergreifende Biobanken-IT-Infrastruktur. Pathologe 2018 Jul;39(4):289-296.
[4] Netzwerk Universitätsmedizin. CODEX. *https://www.netzwerk-universitaetsmedizin.de/projekte/codex* Letzter Zugang: 2021-08-24
[5] Simplfier.net. GECCO Implementation Guide. *https://simplifier.net/forschungsnetzcovid-19* Letzter Zugang: 2021-08-24

Das Kerndatensatz-Modul „Biobank – Bioprobendaten" der Medizininformatik-Initiative
The Core Data Set Module "Biobank – Biospecimen" of the Medical Informatics Initiative

Noemi DEPPENWIESE[a,1], Karoline BUCKOW[b], Cäcilia ENGELS[c], Thomas GANSLANDT[d], Toralf KIRSTEN[e], Martin LABLANS[f,g], Sebastian C. SEMLER[b], Eugenia RINALDI[c]

[a] *Medical Center for Information and Communication Technology, Universitätsklinikum Erlangen, Friedrich-Alexander-Universität Erlangen-Nürnberg (FAU), Erlangen, Germany,* [b] *TMF – Technology, Methods and Infrastructure for Networked Medical Research, Berlin, Germany,* [c] *Charité Universitätsmedizin Berlin,* [d] *Department of Biomedical Informatics, University Medicine Mannheim, Heidelberg University,* [e] *Institute for Medical Informatics, Statistics and Epidemiology, University of Leipzig, Germany,* [f] *Federated Information Systems, German Cancer Research Center, Heidelberg, Germany,* [g] *Complex Data Processing in Medical Informatics, University Medical Center Mannheim, Germany*

Zusammenfassung. Im Rahmen der Medizininformatik-Initiative (MII) sollen Daten aus der Routineversorgung für die standortübergreifende Forschung nutzbar gemacht werden [1]. Zu diesem Zweck wird ein auf dem HL7® Standard FHIR® basierter Kerndatensatz (KDS) entwickelt, der in den Datenintegrationszentren (DIZ engl. DIC) der teilnehmenden Standorte verfügbar gemacht werden soll. Eines der Module dieses Kerndatensatzes ist das Modul Biobank – Bioprobendaten.

Als Teil der Roadmap der MII-Arbeitsgruppe Interoperabilität wurde dieses Modul von einem Team der Taskforce Kerndatensatz der MII unter Beteiligung der von den vier Konsortien der MII benannten Expertinnen und Experten sowie unter Einbeziehung des German Biobank Node (GBN) und der TMF AG Biobanken ausgearbeitet. Die Entwicklung des Moduls folgt dem in der MII durch die KDS-Governance festgelegten Verfahren. Nach der Festlegung eines Datenmodelles erfolgte die technische Umsetzung als FHIR Implementation Guide und eine anschließende öffentliche Kommentierungsphase des Dokumentes, nach deren Abschluss eine konsolidierte Version 1.0 des Moduls veröffentlicht werden wird.

Inhaltlich befasst sich das Modul sowohl mit Daten zu individuellen Bioproben als auch Daten der die Proben verwaltenden Organisationen. Als Grundlage dienten der SPREC (Standard PREanalytical Code) 3.0 [2], MIABIS (Minimum Information About BIobank data Sharing) 2.0 Core [3] und der von der German Biobank Alliance entwickelte Datensatz des

---

1 Corresponding Author.

GBN Sample Locator [4]. Klinische Daten sind dabei nicht Teil des Modules, da diese von anderen Kerndatensatz Modulen abgedeckt werden. Der starken Verzahnung der Module untereinander, insbesondere mit dem Erweiterungsmodul Pathologie, wurde durch umfangreiche Abstimmungsprozesse der Teams untereinander Rechnung getragen. Das Datenmodell wurde in FHIR mittels Profilen auf den Ressourcen Specimen (Bioprobe), Organization (Sammlung/Biobank) und Substance (Additiv) abgebildet. Das Profil Bioprobe ist dabei das umfangreichste und umfasst Daten zur Bioprobe, Probenentnahme, Primärcontainer sowie Verarbeitungs- und Lagerprozessen. Das Profil Sammlung/Biobank umfasst Daten zur Probensammlung bzw. Biobank und dazugehörige Kontaktinformationen.

Zur Angabe des Materials der Probe soll im Modul die Systematisierte Nomenklatur der Medizin (SNOMED CT) genutzt werden. Um bereits vorhandene SPREC Codes leichter in das KDS-Format transformieren zu können, ist ein Mapping von SPREC 3.0 Codes nach SNOMED CT Teil des Implementation Guides. Es wurde eine Zusammenarbeit mit dem spanischen Biobanken-Netzwerk begonnen, um die Aufnahme aller SPREC-Konzepte in die internationale SNOMED CT Version zu erreichen. Im Gegensatz zu anderen Standards sollen dabei der Probe zugesetzte Additive nicht als Teil des Probentyps, sondern gesondert in einem eigenen Attribut angegeben werden. Hierzu muss eine Substance Ressource referenziert werden, die den Zusatzstoff wiederum mittels SNOMED CT Code beschreiben soll. Auch die Art des Primärcontainers soll mittels SNOMED CT Codes spezifiziert werden.

Auch bei der Angabe der Körperstelle der Probenentnahme kann SNOMED CT genutzt werden; hier sind zusätzlich auch ICD-O-3 Topografie Codes, wie in der Onkologie üblich, möglich. Bei der Probenentnahme können weiterhin Zeitpunkte (für die Bestimmung der Ischämiezeiten) und Fastenstatus (für Bestimmung von Laborparametern) hinterlegt werden. Zu den Verarbeitungs- und Lagerprozessen sollen jeweils neben Start- und Endzeitpunkt auch die Temperaturbedingungen sowie evtl. verwendete Zusatzstoffe angegeben werden.

Jede Probe kann einer Sammlung/Biobank zugeordnet werden. Die Attribute der Sammlung/Biobank orientieren sich dabei an den Vorgaben von MIABIS, so kann z. B. der Typ einer Probensammlung mit MIABIS Codes angegeben werden. Mehrere Instanzen von Sammlung/Biobank können verschachtelt werden, um hierarchische Organisationsstrukturen darzustellen. Um schließlich von den Daten über eine Probe zur Probe zu kommen, ist die Angabe einer Kontakt-Mailadresse für Forschungsvorhaben zu jeder Sammlung/Biobank Pflicht.

Ein erstes Projekt, das auf dem Kerndatensatz Modul Biobanken aufbaut, ist der Use Case „Aligning Biobanking and DIC Efficiently" (ABIDE_MI) [5], an dem Standorte aus allen vier Konsortien der MII beteiligt sind. Ziele dieses Use Case sind unter anderem die Integration von Tools zur Probensuche unter Verbindung mit der pan-europäischen Infrastruktur Biobanking and Biomolecular Resources Research Infrastructure – European Research Infrastructure Consortium (BBMRI-ERIC) und deren IT-Tools mit den Tools und Prozessen zur Datenanfrage in den Datenintegrationszentren (DIZ) der MII-Standorte. Mit dem Modul Biobank steht Forschenden darüber hinaus ein auf internationalen Standards aufbauender Datensatz auch für zukünftige Forschungsvorhaben zur Verfügung, der einheitlich zwischen Biobanken und Datenintegrationszentren verwendet werden kann.

Das Team möchte sich bei allen an der Erarbeitung des Modules Biobanken Beteiligten bedanken, insbesondere bei den Expertinnen und Experten der vier Konsortien, den Mitgliedern des GBN und der TMF AG Biobanken sowie allen Teilnehmenden der Kommentierungsphase.

Schlagwörter. Datensatz, FHIR, SNOMED CT, MIABIS, SPREC, Standardisierung

English Version

Abstract. Within the scope of the Medical Informatics Initiative (MII), data from routine care is made available for cross-site research [1]. To facilitate this goal, a core data set based on the HL7® standard FHIR® is being developed and made available in the data integration centers of participating sites. One of the modules of this core data set is the Biospecimen Data – Biobanks module.

As part of the roadmap of the MII Interoperability Working Group, this module was developed by a team of the MII Core Dataset Taskforce in collaboration with the experts nominated by the four consortia of the MII and with contributions by the German Biobank Node (GBN) and the TMF WG Biobanks. The development of the module follows the procedure established in the MII by the KDS governance. The definition of a data model was followed by the technical specification as a FHIR Implementation Guide and a subsequent public comment phase of the document, after which a consolidated version 1.0 of the module will be published.

In terms of content, the module addresses both data on individual biospecimens and data on the organizations managing the specimens. The module is based on SPREC (Standard PR Eanalytical Code) 3.0, MIABIS (Minimum Information About BIobank data Sharing) 2.0 Core, and the GBN Sample Locator dataset developed by the German Biobank Alliance [4]. Clinical data is not part of the module as other core dataset modules cover it. The strong interconnection of the modules with each other, especially with the extension module pathology, was taken into account by extensive coordination processes among the teams.

The data model is represented in FHIR using profiles on the resources Specimen ("Bioprobe"), Organization ("Sammlung/Biobank"), and Substance ("Additive"). The "Bioprobe" profile is the most comprehensive and includes data on the biospecimen, sample collection, primary container, as well as storage and processing procedures. The "Sammlung/Biobank" profile includes data on the sample collection or biobank and associated contact information.

To specify the material of the sample, the Systematized Nomenclature of Medicine (SNOMED CT) should be used in the module. To facilitate the integration of existing SPREC codes into the KDS format, a mapping from SPREC 3.0 codes to SNOMED CT is part of the Implementation Guide. A collaboration with the Spanish Biobank Network has been initiated to achieve the inclusion of all SPREC concepts in the international SNOMED CT version. In contrast to other standards, additives added to the sample should not be specified as part of the sample type, but separately in an additional attribute. There, a substance resource must be referenced, which in turn should describe the additive via a SNOMED CT code. The type of primary container should also be specified using SNOMED CT codes.

SNOMED CT can also be used to specify the body site of specimen collection, but ICD-O-3 topography codes which are common in oncology are also possible here. For specimen collection, time points (for determining ischemia times) and fasting status (for determining laboratory parameters) can also be stored. For the processing and storage processes, the start and end time, the temperature conditions and any additives used should be specified.

Each sample can reference a collection/biobank. The attributes of the corresponding profile are based on MIABIS, e.g. the type of a sample collection can be specified with MIABIS codes. Multiple instances of collections/biobanks can be nested to represent hierarchical organizational structures. Finally, to retrieve the sample corresponding to the sample data, the specification of a contact email address for researchers is mandatory for each collection/biobank.

An initial project building on the Biobanks Core Data Set Module is the Aligning Biobanking and DIC Efficiently (ABIDE_MI) Use Case, which involves sites from all four MII consortia. The goals of this use case include the integration of sample search tools connected to the pan-European Biobanking and Biomolecular Resources Research Infrastructure – European Research Infrastructure Consortium (BBMRI-ERIC) and its IT tools with the data request tools and processes in the Data Integration Centers (DIZ) of the MII sites. Furthermore, the Biobank module provides researchers with a dataset based on international standards that can also be used for future research projects between biobanks and data integration centers.

The team would like to thank all those involved in the development of the Biobank module, especially the experts of the four consortia, the members of the GBN and the TMF AG Biobanks as well as all participants of the commenting phase.

Keywords. Dataset, FHIR, SNOMED CT, MIABIS, SPREC, Standardization

Referenzen

[1] Semler S.C., Wissing F., Heyder R. (2018). German Medical Informatics Initiative. *Methods of Information in Medicine.* 57, S.50–56

[2] Betsou F., Bilbao R., Case J., Chuaqui R., Clements J.A., De Souza Y., De Wilde A., Geiger J., Grizzle W., Guadagni F., et al. (2018). Standard PREanalytical Code Version 3.0. *Biopreservation and Biobanking.* 16, S.9–12. doi:10.1089/bio.2017.0109

[3] Eklund N., Andrianarisoa N.H., van Enckevort E., Anton G., Debucquoy A., Müller H., Zaharenko L., Engels C., Ebert L., Neumann M., et al. (2020) Extending the Minimum Information About BIobank Data Sharing Terminology to Describe Samples, Sample Donors, and Events. *Biopreservation and Biobanking.* 18, S.155–164.

[4] Schüttler C., Huth V., Jagwitz-Biegnitz M. von, Lablans M., Prokosch H.-U., Griebel L. (2020) A Federated Online Search Tool for Biospecimens (Sample Locator): Usability Study. *Journal of Medical Internet Research.* 22

[5] N.N. (2021) ABIDE_MI | Medizininformatik-Initiative. TMF e.V. *https://www.medizininformatik-initiative.de/de/use-cases/abidemi* Letzter Zugang: 2021-08-20

Posterbeiträge des 10. Nationalen Biobanken-Symposiums 2022
Posters of the 10th National Biobank Symposium 2022

Session 1 IT

Entwicklung eines landesweiten COVID-19-Autopsieregisters Development of a Statewide COVID-19 Autopsy Registry *C. Döllinger, L. M. Domke, I. M. Klein, C. Schwab, P. Schirmacher*	33
Herausforderungen der Anbindung einer Biobank an ein deutsches Datenintegrationszentrum Challenges in Aligning a Biobank to a Data Integration Center in Germany *J. Dörenberg, I. Lutz, E. Dahl*	35
CovidDataNet.NRW CovidDataNet.NRW *PD Dr. C. Stephan, L. Ross*	41

Entwicklung eines landesweiten COVID-19-Autopsieregisters
Development of a statewide COVID-19 Autopsy Registry

Christoph DÖLLINGER[a], Lisa M. DOMKE[a], Isabel M. KLEIN[a,b], Constantin SCHWAB[a], Peter SCHIRMACHER[a,b]

[a] *Pathologisches Institut, Universitätsklinikum Heidelberg,* [b] *Deutsches Zentrum für Infektionsforschung (DZIF), Gewebebank am Standort Heidelberg*

Zusammenfassung. Zu Beginn der COVID-19-Pandemie entstand relativ schnell der Bedarf an einer einheitlichen multizentrischen Datenerfassung von Bioproben und klinischen Daten verstorbener Patienten, um damit die klinische Forschung zu unterstützen.

Aus diesem Grund wurde im August 2020, gefördert von der Landesregierung Baden-Württemberg, das „Autopsie- und Bioprobenregister Baden-Württemberg" als Gemeinschaftsprojekt von fünf Universitätskliniken initiiert.

Nach Abstimmung des Datenmodells zwischen den beteiligten Zentren wurde am Universitätsklinikum Heidelberg eine Webplattform zur zentralen Datenerfassung aufgebaut. Um die Entwicklungszeit möglichst kurz zu halten, wurden neueste Technologien (Microsoft.NET 5/ Blazor und Radzen), eingebettet in einem agilen Softwareentwicklungsprozess, verwendet.

Zu den erhobenen Daten gehören pathologische und radiologische Befunde sowie klinische und infektiologische Daten, die mit den jeweiligen schwerwiegenden Verläufen in Verbindung gebracht werden können.

Um die Dateneingabe optimal zu unterstützen, wurde ein besonderes Augenmerk auf eine einfache und intuitive Umsetzung der Benutzeroberfläche gelegt. Zur schnelleren Erfassung der neuen COVID-19-Diagnosen und Todesursachen, wurde der ICD-10-GM-Katalog in der Version 2021 in die Software integriert.

Obwohl die erhobenen Daten von verstorbenen Patienten nicht der Datenschutzgrundverordnung (DSGVO) unterliegen, wurde auf eine datenschutzkonforme Umsetzung Wert gelegt. Mandantentrennung und AES-Verschlüsselung der patientenidentifizierenden Daten stellen sicher, dass diese ausschließlich von den jeweiligen Kliniken eingesehen werden können.

Im COVID-19-Register sind bereits mehr als 180 Fälle dokumentiert (Stand: 08/2021), wobei insgesamt mehrere Tausend Bioproben gesammelt wurden, die als Grundlage für Forschungsprojekte rund um die COVID-19-Erkrankung dienen.

Schlagwörter. COVID-19, Register, klinische Daten, Autopsie, Bioproben, Web-Portal

English Version

Abstract. At the onset of the COVID-19 pandemic, the need for uniform multicenter data collection of biospecimens and clinical data from deceased patients emerged relatively quickly to support clinical research.

For this reason, funded by the state government of Baden-Württemberg, the "Autopsy and Biospecimen Registry Baden-Württemberg" was initiated in August 2020 as a joint project of five university hospitals.

After coordination of the data model between the participating centers, a web platform for central data collection was set up at the Heidelberg University Hospital. To keep the development time as short as possible, latest technologies (Microsoft .NET 5/Blazor and Radzen) were used, embedded in an agile software development process.

The data collected includes pathologic and radiologic findings, as well as clinical and infectious disease data that could be associated with the respective serious courses.

To optimally support data entry, special attention has been paid to a simple and intuitive implementation of the user interface. For the recording of the new COVID-19 diagnoses and causes of death, the ICD-10-GM catalog version 2021 was integrated into the software.

Although the data collected from deceased patients is not subject to the German Data Protection Regulation (DSGVO), emphasis has been placed on a data protection-compliant implementation. Client separation and AES encryption of the patient-identifying data ensure that it can only be viewed by the respective hospitals.

More than 180 cases have already been documented in the COVID-19 registry (as of 08/2021), with a total of several thousand biospecimens collected, serving as a foundation for research projects targeting the COVID-19 disease.

Keywords. COVID-19, registry, clinical data, autopsy, biosamples, web portal

Herausforderungen der Anbindung einer Biobank an ein deutsches Datenintegrationszentrum
Challenges in Aligning a Biobank to a Data Integration Center in Germany

Julian DÖRENBERG [a,1], Irina LUTZ [b], Edgar DAHL [a]

[a] *University Hospital Aachen, Institut for Pathology/RWTH cBMB,* [b] *University Hospital Aachen, Data Integration Center*

Zusammenfassung. Im Rahmen der Medizininformatik-Initiative wurde das Projekt ABIDE_MI [1] ins Leben gerufen mit dem Ziel, die Biobanken auf Ebene der IT mit den jeweiligen lokalen Datenintegrationszentren (DIZ) zu verbinden. Unser Beitrag benennt eine Reihe von am Standort Aachen identifizierten Herausforderungen und Lösungen, um anderen Biobanken eine mögliche Roadmap für die erfolgreiche Zusammenarbeit mit ihrem lokalen DIZ aufzuzeigen.

Die Zusammenführung der bioproben- und patientenbezogenen Daten stellt neben der benötigten Infrastruktur eine der zwei großen Herausforderungen dar. Biobank und DIZ verfügen oftmals über organisatorisch und technisch unabhängige Pseudonymisierungsdienste. Für die Zusammenführung der Daten eignet sich das Tool gPAS [2], in dem durch die integrierten „Lookup"-Tabellen Biobank- und DIZ-Pseudonyme zusammengeführt werden können. Dafür werden in gPAS unabhängige Domänen für DIZ und Biobank definiert, in denen jeweils Pseudonyme für bioproben- und patientenbezogene Daten generiert werden. Als weiteren Vorteil verfügt gPAS über eine Funktion zum Import bestehender Pseudonyme, was die Weiternutzung bereits bestehender Biobankpseudonyme ermöglicht. Alternativ zu gPAS kann ein beliebiger Pseudonymgenerator wie die Mainzelliste [3] verwendet werden, der eine Importfunktion bestehender Pseudonyme sowie ein System zur unabhängigen Generierung von Pseudonymen besitzt.

Im Rahmen von ABIDE_MI ist ein an die GBA angelehnter FHIR-Store geplant. Damit sollen Daten aus der Biobank im FHIR-Format in den FHIR-Store ausgeleitet und dort mit den Patientendaten aus dem DIZ zusammengeführt werden. Alternativ können die Biobank-Daten in der vorhandenen DIZ-Infrastruktur dauerhaft persistiert und nach Bedarf mithilfe eines bereits vorhandenen FHIR-Servers zusammen mit den Patientendaten abgerufen werden.

Die zweite große Herausforderung stellt das Zusammenführen organisatorischer Strukturen dar. Hierbei spielen Einwilligungsanfrage, Antrags- und Herausgabe-Management eine große Rolle. Neben der formalen Zusammenführung der entsprechenden Dokumente (z. B. Nutzungsordnung, Einwilligungsformular, Nutzungsvertrag etc.) sind vor allem praktische Aspekte zu

---

1 Corresponding Author.

beachten. Dabei ist es wichtig, die internen Prozesse der Patientenaufnahme in unterschiedlichen Unikliniken zu beachten. Einige Universitätskliniken verfügen über kein zentrales Aufnahmemanagement, sondern führen die Patientenaufnahmen in ihren Polikliniken durch. Entsprechend sollten die Abfragen zur Einwilligung in Bioproben- und Datennutzung auch dort angesiedelt werden. Je nach Inhalt des Consent (z. B. bei zusätzlichen Blutentnahmen) ist aus rechtlichen Gründen die Aufklärung durch einen Arzt notwendig, was in den Polikliniken im Gegensatz zu den zentralen Aufnahmen leichter zu implementieren ist. Die Einwilligung des Patienten sollte digital im DIZ dokumentiert werden. Dafür eignet sich das Einwilligungsmanagement gICS [4], welches es sowohl dem DIZ als auch der Biobank ermöglicht, den Einwilligungsstatus eines Patienten jederzeit einzusehen. Die RWTH cBMB entwickelt gerade einen Pseudonymisierungsdienst, welcher bei Eingabe der Klardaten automatisch in gICS prüft, ob eine entsprechende Einwilligung vorhanden ist. Dies erleichtert den Mitarbeitenden, die die Dateneingabe durchführen, die Arbeit und spart viel Zeit. Die Unterschrift kann z. B. mittels Tablet-PC aufgenommen und direkt digitalisiert werden [5]. Alternativ kann eine Unterschrift auf dem Papier mit anschließender Digitalisierung durch einen Scanner erfolgen.

Da beim Pseudonymgenerator und dem Einwilligungsmanagementsystem bereits mehrere gemeinsame Datentreuhandstrukturen genutzt werden, bietet es sich an, den Datentreuhänder der Biobank ebenfalls in der Treuhandstelle des DIZ anzusiedeln (Abb. 1).

Die geplanten ABIDE_MI Strukturen ermöglichen Vorabanfragen über kombinierte Bioproben- und Datenanträge. Stellt ein Forschender dann einen Antrag, ist zu bedenken, dass Daten im Grunde beliebig oft, konkrete Aliquots von Bioproben nur einmal herausgegeben werden können und im Sinne des QM nicht zurückgenommen werden. Dementsprechend durchsucht das DIZ seinen Datenbestand als erstes nach allen passenden Patienten, zu denen

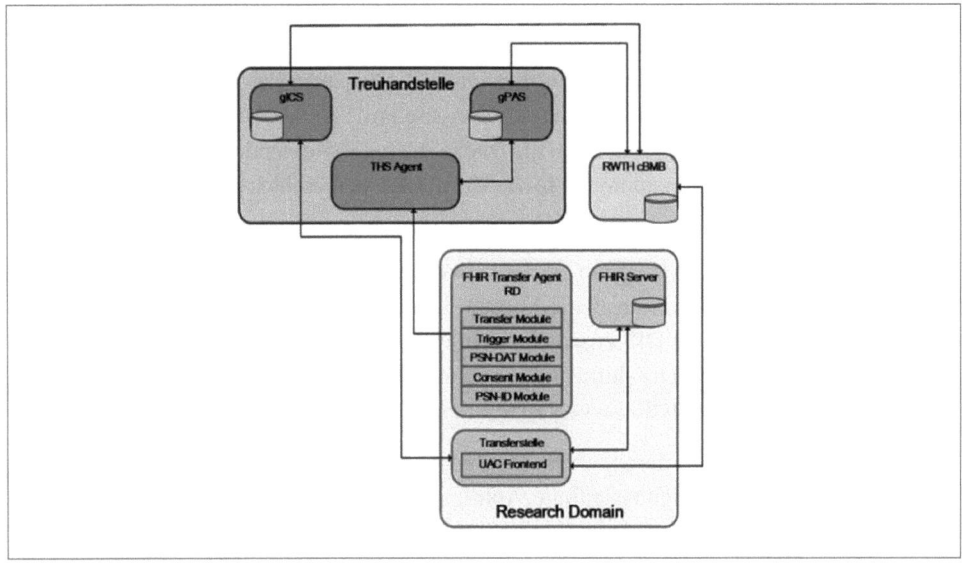

Abbildung 1. *Infrastruktur des DIZ Aachen. Die RWTH cBMB nutzt gICS und gPAS des DIZ und sendet Bioprobendaten an das DIZ.*

Bioproben existieren, und schickt der Biobank eine Liste der Biobank-Pseudonyme, die über den gemeinsamen Pseudonymisierungsdienst abgerufen werden. Die Biobank entscheidet dann, welche Aliquots herausgegeben werden können. Da Bioproben zum Teil sehr selten sind und die Kliniker oft ein Vetorecht bei der Herausgabe der durch sie eingelagerten Proben haben, sollte die Biobank ein Vetorecht im UAC haben. Die Herausgabe von Bioproben sollte im Sinne der Effizienz durch die Biobank organisiert werden. Diese übernimmt dabei weitestgehend die Aufgaben der Transferstelle des DIZs.

Im Sinne eines zügigen Ablaufes sollte es bei hausinternen, ausschließlich Bioproben umfassenden Anträgen möglich sein, die Struktur des UAC zu umgehen, wenn Kliniker Proben beantragen, die sie selbst eingesendet haben.

Schlagwörter. IT, Datenintegrationszentrum, DIZ, Datenaustausch, ABIDE_MI

English Version

Abstract. As part of the Medical Informatics Initiative, the ABIDE_MI [1] project was launched with the goal of connecting biobanks at the IT level with their respective local data integration centers (DICs). Our paper identifies a number of challenges and solutions identified at the Aachen site to provide other biobanks with a possible roadmap for successful collaboration with their local DIC.

The merging of biospecimen- and patient-related data is one of the two major challenges, in addition to the required infrastructure. First, biobank and DIC mostly have organizationally and technically independent pseudonymization services. For merging the data, the tool gPAS [2] is suitable, in which biobank and DIC pseudonyms can be merged through the integrated lookup-tables. For this purpose, independent domains are defined in gPAS for DIC and biobank, in each of which pseudonyms are generated for biospecimen-related and patient-related data. As a further advantage, gPAS has a function for importing existing pseudonyms, which enables the continued use of existing biobank pseudonyms. As an alternative to gPAS, any pseudonym generator such as Mainzelliste [3] can be used, which has an import function for existing pseudonyms as well as a system for independent generation of pseudonyms.

As part of ABIDE_MI, a FHIR store as developed within GBA is planned. This will allow data from the biobank in FHIR format to be sent to the FHIR store, where it will be merged with patient data from the DIC. Alternatively, biobank data can permanently persisted in the existing DIC infrastructure and can be retrieved as needed using an existing FHIR server along with the patient data.

The second major challenge is to merge organizational structures. Consent request, application and delivery management play a major role here. In addition to the formal consolidation of the relevant documents (e. g., usage regulations, consent form, usage contract, etc.), practical aspects must be taken into account above all. It is important to consider the internal processes of patient admission in different university hospitals. Some university hospitals do not have a central admission management system, but carry out patient admissions in their polyclinics. Accordingly, the queries for consent to biospecimen and data use should also be located there. Depending on the content of the consent (e.g., in the case of additional blood samples drawn), a doctor's patient information is necessary for legal reasons, which is easier to implement in polyclinics than in centralized admissions. The patient's consent should be documented digitally in the DIC. The consent management system gICS [4] is suitable for this purpose, enabling both the DIC and the biobank to view the consent status of a patient at any time. The RWTH cBMB is currently developing a pseudonymization service, which automatically checks whether a corresponding consent is available in gICS when data are entered. This makes the work easier for the staff members performing the data entry and saves a lot of time. The signature can be recorded e. g. using a tablet PC and digitized directly [5]. Alternatively, a signature can be made on paper with subsequent scanning.

Since several common data trustee structures are already used in the pseudonym generator and the consent management system, it makes sense to locate the biobank data trustee in the DIC trustee office as well (Fig. 1).

The planned ABIDE_MI structures allow for feasibility queries for combined biospecimens and data applications. If a researcher creates an application, it must be remembered that data can essentially be given out unlimited number of times, while aliquots of biospecimens can only be given out once and, in terms of QM, cannot be taken back. Accordingly, the DIC first searches its dataset for all matching patients for whom biospecimens aliquots exist and sends the biobank a list of biobank pseudonyms, which are retrieved via the shared pseudonymization service. The biobank then decides which aliquots can be delivered. Since biospecimens are sometimes very rare and clinicians often have veto power over the release of specimens stored by them, the biobank should have veto power in the UAC. In the interest of efficiency, the release of biospecimens should be organized by the biobank. The biobank should take over the tasks of the transfer office of the DIC as far as possible.

In the interest of a speedy process, it should be possible to bypass the structure of the UAC in the case of in-house applications involving only biospecimens, that clinicians have submitted themselves to the biobank.

Keywords. IT, Data Integration Center, DIC, data sharing, ABIDE_MI

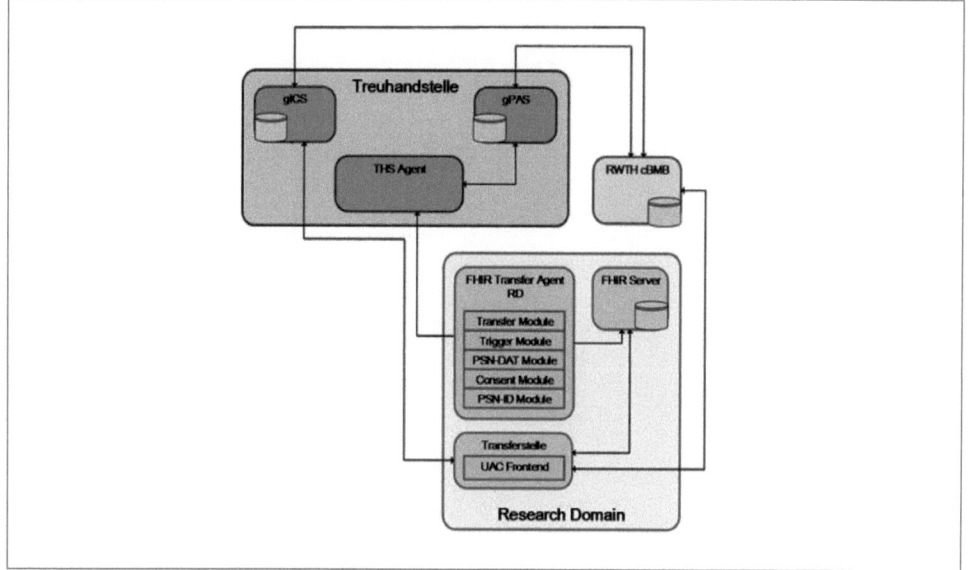

Figure 1. *Infrastructure of the DIC Aachen. RWTH cBMB uses gICS and gPAS of the DIC and sends biosample data to the DIC.*

Referenzen

[1] Prokosch, H.-U. et.al. (2019). Aligning Biobank and DIC efficiently. BMBF Grant Application.
[2] Bialke, M. et.al. (2015). MOSAIC. A modular approach to data management in epidemiological studies. In: METHODS OF INFORMATION IN MEDICINE. *http://dx.doi.org/10.3414/ME14-01-0133*
[3] Lablans, M et.al. (2015). A RESTful interface to pseudonymization services in modern web applications. In: BMC Med Inform Decis Mak. doi: 10.1186/s12911-014-0123-5.
[4] Dierks+Company Rechtsanwaltsgesellschaft mbH. "Legal Opinion Data Privacy for the University Medicine Greifswald". Version 2.0. Berlin. Sept. 2019.
[5] Rau, H. et.al. The generic Informed Consent Service gICS®: implementation and benefits of a modular consent software tool to master the challenge of electronic consent management in research. In: Journal of Translational Medicine. *https://doi.org/10.1186/s12967-020-02457-y*

CovidDataNet.NRW

CovidDataNet.NRW

PD Dr. Christian Stephan[a], Lara Ross[a]

[a] KAIROS GmbH – an IQVIA business

Zusammenfassung. Anknüpfend an den bevorstehenden Sepsis Awareness Month [1], werden wir alle an den dringenden Handlungsbedarf zur Bekämpfung der Sepsis-Erkrankung erinnert. Die Entzündungsreaktion, die mit einer 30–50%igen Letalität an dritter Stelle der Todesursachen in Deutschland steht, ist jedoch noch lange nicht umfassend genug erforscht, um etwaige Biomarker zu charakterisieren oder klinische Testverfahren zu entwickeln. Hinzu kommt die Problematik einer großen intraviduellen Variabilität in der zeitlichen Abfolge und der Stärke der jeweiligen Immunantwort. Mit dieser Problematik beschäftigt sich bereits das Projekt mit dem Titel „SepsisDataNet.NRW", welches mit Hilfe modernster IT-Technologien, Big Data-Plattformen und künstlicher Intelligenz versucht, das komplexe System der Sepsis mathematisch durch Musteranalysen zu entschlüsseln [2]. Möglich wird dies durch die Entwicklung eines Decision Support-Moduls, welches durch Klassifikationsmodelle nicht nur die Sensitivität und die Spezifität des neu entwickelten Sepsis-Bioassays erhöht, sondern auch die Ärztinnen und Ärzte bei personalisierten Therapieentscheidungen unterstützt.

Nach Beginn der Corona-Pandemie Anfang des Jahres 2020 wurde schnell klar, dass es sich bei einer Vielzahl der schweren Covid-19-Verläufe um eine virale Sepsis handelt [3]. Diesen Zusammenhang zwischen Covid-19 und einer Sepsis belegt die Sepsis-Stiftung mit einer Studie aus der Fachzeitschrift „The Lancet". Hierfür wurden 191 Patienten mit einem schweren Covid-19-Verlauf untersucht. 59% der hier untersuchten Patienten entwickelten im Verlauf der Erkrankung eine Sepsis, 20% erlitten sogar einen septischen Schock. Bei den Patienten, die infolgedessen verstarben, lag in 100% der Todesfälle eine Sepsis vor [4]. Mit dem Wissen um die Relevanz des Themas versucht das von dem Land Nordrhein-Westfalen geförderten CovidDataNet.NRW-Projekt auf den bereits bestehenden Erkenntnissen des SepsisDataNet.NRW-Projektes aufzubauen. In diesem Projekt wird das zuvor gesammelte Wissen dafür eingesetzt werden, Corona-Patienten individueller und zielgerichtet zu behandeln, wenn der Fall einer Sepsis eintritt. In diesem Sinne profitiert das Projekt von bereits bestehenden Strukturen, in denen die etablierte digitale Infrastruktur über Standorte hinweg bereits wertvolle Daten hervorgebracht und somit die Sepsisforschung sowie die Entwicklung von personalisierten Therapiewegen beschleunigt hat. Die weltweite Covid-19 Pandemie zeigt also in aller Deutlichkeit, wie wichtig das Wissen um solche Erkrankungen und ihre individuellen Verläufe zur Entwicklung möglicher Therapieansätze ist.

Wie bereits bei SepsisDataNet.NRW vereint das Projekt multidisziplinäre Institutionen (Intensivmedizin/Anästhesie, Immunologie, Proteinforschung, Big Data-Management), um die in der Biomaterialbank gesammelten Proben zusammen mit intensivmedizinischen Daten zu analysieren, die daraus resultierenden Big Data-Ergebnisse auszuwerten und im Rahmen geeigneter Maßnahmen die klinische Praxis bei der Behandlung von Covid-19-Patienten zu überführen. In ihrer Anwendung lassen sich so bei infizierten Patienten nicht nur auf Basis des bestehenden Decision-Support-Moduls prognostische Aussagen zum Verlauf der Sepsis treffen, sondern auch gezielte Therapieansätze auf Basis des analysierten, höchst individuellen Immunstatus initiieren [5].

Schlagwörter. Covid-19, Sepsis, Big Data, KI

English Version

Abstract. With the upcoming Sepsis Awareness Month [1], we are all reminded of the urgent need for action to combat sepsis disease. However, the inflammatory reaction, which is the third leading cause of death in Germany with a 30-50% lethality, is still far from being researched extensively enough to characterize any biomarkers or to develop clinical testing procedures. In addition, there is the problem of a large intravidual variability in the timing and strength of the respective immune response. This problem is already being addressed by the project entitled "SepsisDataNet.NRW", which is attempting to decipher the complex system of sepsis mathematically by pattern analysis using state-of-the-art IT technologies, Big Data platforms and artificial intelligence [2]. This is made possible by the development of a decision support module, which not only increases the sensitivity and specificity of the newly developed sepsis bioassay through classification models, but also supports physicians in making personalized therapy decisions.

After the onset of the Corona pandemic in early 2020, it quickly became clear that a large number of the severe Covid-19 courses were viral sepsis [3]. The Sepsis Foundation substantiated this association between Covid-19 and sepsis with a study published in the journal The Lancet. For this, 191 patients with a severe Covid-19 course were studied. 59% of the patients examined here developed sepsis in the course of the disease, 20% even suffered septic shock. Among patients who died as a result, sepsis was present in 100% of deaths [4]. Knowing the relevance of the topic, the CovidDataNet.NRW project, funded by the state of North Rhine-Westphalia, seeks to build on the existing findings of the SepsisDataNet.NRW project. In this project, the previously collected knowledge will be used to treat corona patients in a more individualized and targeted manner when the case of sepsis occurs. In this sense, the project benefits from existing structures where the established digital infrastructure across sites has already produced valuable data, accelerating sepsis research and the development of personalized treatment pathways. The global Covid-19 pandemic thus clearly demonstrates the importance of knowledge about such diseases and their individual courses for the development of potential therapeutic approaches.

As was already the case with SepsisDataNet.NRW, the project brings together multidisciplinary institutions (intensive care/anesthesia, immunology, protein research, Big Data management) to analyze the samples collected in the biomaterial bank together with intensive care data, to evaluate the resulting Big Data results, and to transfer clinical practice in the treatment of Covid-19 patients as part of appropriate measures. In its application, this will not only allow prognostic statements to be made about the course of sepsis in infected patients on the basis of the existing deicison support module, but also allow targeted therapy approaches to be initiated on the basis of the analyzed, highly individual immune status[5].

Keywords. Covid-19, sepsis, big data, AI

Referenzen

[1] Sepsis Alliance (o.D.), Sepsis Awareness Month, abgerufen über *https://www.sepsis.org/get-involved/sepsis-awareness-month/*, zuletzt abgerufen am 30.08.2021

[2] SepsisDataNetNRW (o.D.), Wir über uns, abgerufen über *http://www.sepsisdatanet.de/inhalt/Wir_ueber_uns.php*, zuletzt abgerufen am 30.08.2021

[3] Beltrán-García J, Osca-Verdegal R, Pallardó FV, et al. Sepsis and Coronavirus Disease 2019: Common Features and Anti-Inflammatory Therapeutic Approaches. Crit Care Med. 2020;48(12):1841-1844. doi:10.1097/CCM.0000000000004625

[4] SepsisDataNetNRW (o.D.), Projektziele, abgerufen über *http://www.sepsisdatanet.de/inhalt/Wir_ueber_uns.php*, zuletzt abgerufen am 30.08.2021

[5] Mitteldeutscher Rundfunk (2021), Studie: Unerkannte Sepsis als Todesursache bei Corona-Patienten, abgerufen über *https://www.mdr.de/brisant/corona-covid-todesursache-sepsis-100.html*, zuletzt abgerufen am 30.08.2021

Posterbeiträge des 10. Nationalen Biobanken-Symposiums 2022
Posters of the 10th National Biobank Symposium 2022

Session 2   Nachhaltigkeit

Wann rentiert sich eine automatisierte Biobank?   47
How do you justify an automated biobank in your business plan?
P. Lomax, D. Janke, F. Kraeusche

Die zentrale DZD Biobank als nachhaltige Ressource in der Diabetesforschung   49
The central DZD biobank as a sustainable resource in diabetes research
A. Schellenbauer, B. Fröhlich

Digitalisierung von Biobanking-Prozessen: ein weiterer Schritt in Richtung Nachhaltigkeit und verbesserte Probenqualität   53
Digitalization of biobanking processes: a further step wards sustainability and enhanced sample quality
C. R. Largiadèr, T. K. Froehlich, M. Hauhensak, M. G. Fiedler

---

Die Biobank der Neurologischen Klinik der TUM: eine wichtige Ressource für die biomedizinische Forschung neurologischer Erkrankungen   55
The Biobank of the Neurology Department at TUM: a rich source for biomedical research on neurological diseases
F. Held, A. Berthele, C. Gasperi, B. Hemmer

Success Stories: Mit Erfolgen der Covid-19-Forschung zu höherer Bekanntheit für Biobanken   59
Success Stories: from COVID-19 research successes to higher awareness for biobanks
V. Huth, M. Hummel, C. Specht

Wann rentiert sich eine automatisierte Biobank?
How do you justify an automated biobank in your business plan?

Paul LOMAX[a,1], *Dietmar JANKE*[a], *Falko KRAEUSCHE*[a,1]

[a] *SPT Labtech, Melburn UK*

Zusammenfassung. Im Sample Management werden regelmäßig neue automatisierte Technologien eingeführt, um die Effizienz und Produktivität der Arbeitsabläufe zu verbessern und die Konsistenz und Reproduzierbarkeit der Daten zu erhöhen. Automatisierte Prozesse sind dafür bekannt, dass sie manuelle Fehler reduzieren und Kosteneinsparungen bei Aufgaben mit hohem Durchsatz ermöglichen. Aber es ist natürlich wichtig, einen neuen automatisierten Prozess sowohl betrieblich als auch finanziell zu rechtfertigen. Durch die Messung und Evaluierung der Kosten im Verhältnis zu den finanziellen Einsparungen durch eine mögliche automatisierte Lösung, ist eine Investitionsanalyse eine wichtige Entscheidungsgrundlage dafür, ob die Automatisierung tatsächlich der richtige Schritt ist.

Biobanken sind Sammlungen biologischer Proben, darunter Blutprodukte, Zelllinien, Nukleinsäuren und Gewebe. Das Sammeln, Analysieren, Lagern und Verteilen qualitativ hochwertiger Bioproben für die Forschung oder für medizinische Zwecke erfordert bei jeder Probe und in jedem Schritt äußerste Sorgfalt und ständige Überprüfung der Integrität und Organisation der Biobank. Automatisierte Lagerungslösungen bieten sowohl quantitative als auch ökonomische Vorteile für den Arbeitsablauf in Biobanken, wie z. B. integrierte Rückverfolgbarkeit der Proben, sichere Lagerung, schnellere Abrufgeschwindigkeit und Probenkonservierung. Mit dieser Kosten-Nutzen-Analyse wird genauer untersucht, ob eine Vollautomatisierung, eine Teilautomatisierung oder ein manueller Betrieb den aktuellen und zukünftigen Anforderungen von Biobanken unterschiedlicher Größe am besten gerecht wird.

Automatisierungssysteme bieten eine hohe Speicherkapazität. Die Verwendung 2D-barcodierter Röhrchen gewährleistet eine problemlose Registrierung und Nachverfolgung, schnelles Cherry Picking oder Zusammenstellung von Probengruppen und verbessert damit die Geschwindigkeit und Organisation der Arbeitsabläufe im Biobanking. Durch die Automatisierung einiger oder aller dieser Schritte können die Kosten erheblich gesenkt werden. Eine große Hürde für die Automatisierung sind die Kosten für die Anschaffung der Systeme sowie die erheblichen Änderungen an der Infrastruktur und der zugehörigen Prozesse, die angepasst werden müssen.

Um die Unterschiede zwischen manueller und automatisierter Probenentnahme (Picking) zu vergleichen, wurde eine Studie zur Ermittlung der durchschnittlichen Entnahmezeit der Proben in einer britischen Biobank durchgeführt, welche die Proben in manuellen Gefrierschränken

---

1 Corresponding Author.

lagert. Die Abläufe bei dieser Biobank sind sehr gut organisiert und stellen ein Best-Case-Szenario für die manuelle Lagerung und Entnahme dar. Diese Daten werden verschiedenen Szenarien, die ein automatisiertes Samplemanagement-System enthalten, gegenübergestellt und über einen Zeitraum von zehn Jahren betrachtet.

Auf der Grundlage der Ergebnisse dieser Studie hat SPT Labtech einen Sample Management ROI Calculator entwickelt, der unter folgender Adresse verfügbar ist: *https://hubs.la/H0vrxDs0*

Schlagwörter. Biobank, Return of Investment (ROI)

English Version

Abstract. Within sample management, new automated technologies are regularly being implemented to improve the efficiency and productivity of workflows and increase the consistency and reproducibility of data. While automated processes are known to reduce manual error and provide cost savings for high throughput tasks, it is important to justify a new automated process both operationally and financially. By measuring and evaluating costs relative to financial savings from a possible automated solution, an investment analysis can give a clear idea of whether automation is indeed the right move.

Biobanks house collections of human biological specimens, including blood products, cell lines, nucleic acids, and human tissues. Their ability to collect, analyze, store and distribute biospecimens for research, or medical purposes, relies on meticulous care and attention to the integrity and organization of every sample at every step. Automated storage solutions offer both quantitative and more intangible benefits to the biobank workflow such as integrated sample traceability, secure storage, increased retrieval speed, and sample preservation. The cost and benefits analysis will be explored in more detail to help ascertain whether full automation, partial automation, or manual operation best supports the current and future requirements of varying-sized biobanks.

Automation systems offer high-density storage capacity, 2D barcoded tubes for registration and tracking, random access, and rapid cherry-picking, all of which improve the speed and organization of biobanking workflows. Automating some, or all, of these steps, can significantly minimize the costs. Barriers to automation include the costs associated with equipment purchase, plus the significant changes to infrastructure and processes that are required.

To compare the differences between manual and automated sample retrieval approaches, a study was conducted to establish average picking time at a UK biobank where samples were stored in manual freezers. This is a highly organized center and represents a best-case scenario for manual storage and retrieval. These data are compared to different scenarios that include an automated sample management system and are considered over a 10-year period.

Based on the results of this study, SPT Labtech created a Sample Management ROI Calculator, available at: *https://hubs.la/H0vrxDs0*

Keywords. Biobank, Return of Investment (ROI)

Die zentrale DZD Biobank als nachhaltige Ressource in der Diabetesforschung
The central DZD biobank as a sustainable resource in diabetes research

Amélie SCHELLENBAUER[a,1], Brigitte FRÖHLICH[a,1]

[a] Deutsches Zentrum für Diabetesforschung (DZD), Clinical Study and Biobanking Unit, München

Zusammenfassung. Das Deutsche Zentrum für Diabetesforschung (DZD) baut mit der zentralen DZD Biobank eine einzigartige, qualitativ hochwertige Sammlung von Bioproben und Daten von Personen mit einem gestörten Glucosemetabolismus oder Diabetes mellitus auf. Die DZD Biobank wird in eine bereits bestehende Infrastruktur aus klinischen Studien implementiert und soll Synergien bestmöglich ausschöpfen. Aufgrund der Zusammenarbeit von zwölf klinischen Partnern im DZD kann binnen kurzer Zeit eine aussagekräftige Anzahl an Proben von metabolisch ausgezeichnet charakterisierten Personen gesammelt werden. Zusätzlich stehen Daten aus dem DZD-Basisdatensatz für Forschungsprojekte der DZD Biobank zur Verfügung.

Die DZD Biobank hat es sich zum Ziel gesetzt, durch seine zentral ausgerichtete Infrastruktur, die Standardisierung von Prozessen und das effiziente Datenmanagement Bioproben und Daten mit den höchsten Qualitätsstandards bereitzustellen. Hierzu bedient sich das DZD der ausgezeichneten Struktur seiner multizentrischen klinischen Studien. Die hierbei zu den unterschiedlichen Diabeteserkrankungen erhobenen Proben und Daten sind grundsätzlich erstmal nur für Fragestellungen der klinischen Studien nutzbar. Teilnehmer:innen der Studien werden nun eingeladen, zusätzliche Proben für die DZD Biobank zu spenden und ihre Daten aus den klinischen Studien auch für Projekte aus der DZD Biobank zugänglich zu machen.

Mit dem DZD-Basisdatensatz hat das DZD eine Liste von für die Diabetesforschung relevanten klinischen Parametern definiert, die in allen klinischen Studien des DZD einheitlich erfasst werden. Der Basisdatensatz besteht aus acht Modulen mit über 120 Items. Eine detaillierte Beschreibung jedes Parameters trägt zu einer Standardisierung der Datenerhebung bei und gewährleistet, dass alle Daten studienübergreifend einheitlich bezeichnet, definiert und im gleichen Format erfasst werden. Der DZD-Basisdatensatz ist auf Forschungsprojekte im Bereich des Prädiabetes und des Typ-2-Diabetes im Erwachsenenalter ausgerichtet.

Nur ein personalisiertes medizinisches Konzept kann zur erfolgreichen Vorbeugung bzw. Behandlung der stetig wachsenden Zahl von Patienten mit Diabetes führen. Für solch eine Präzisionsmedizin ist ein tiefes Verständnis der individuellen Pathogenese des Diabetes Voraussetzung. Die Bioproben und Daten der DZD Biobank von außerordentlich umfangreich medizinisch charakterisierten Patienten stellen hierfür eine einzigartige Ressource dar.

---

1 Corresponding Author.

Ziel des Deutschen Zentrums für Diabetesforschung ist es, als nationaler Verbund Experten auf dem Gebiet der Diabetesforschung zusammenzubringen und somit Grundlagenforschung, translationale Forschung, Epidemiologie und klinische Anwendung zu verzahnen. So sollen Prognose, Prävention, Diagnostik und Behandlung im Zusammenhang mit Diabetes für den Patienten verbessert werden. Das DZD ist eines der sechs Deutschen Zentren der Gesundheitsforschung und wird vom Bundesministerium für Bildung und Forschung (BMBF) und den beteiligten Ländern finanziert.

Schlagwörter. Diabetes, DZD, DZG, klinische Studien, Standardisierung, Biobanking, Infrastruktur, Basisdatensatz

English Version

Abstract. With the central DZD Biobank, the German Center for Diabetes Research (DZD) is establishing a unique, high-quality collection of biospecimens and data from individuals with impaired glucose metabolism or diabetes mellitus. The DZD Biobank will be implemented into an already existing infrastructure of clinical studies and is designed to exploit synergies in the best possible way. Due to the collaboration of twelve clinical partners in the DZD, a meaningful number of samples from metabolically excellently characterized individuals can be collected within a short period of time. In addition, data from the DZD core data set are available for research projects of the DZD Biobank.

The DZD Biobank aims to provide biospecimens and data with the highest quality standards through its centrally aligned infrastructure, standardization of processes and efficient data management. For this, the DZD makes use of the excellent structure of its multicenter clinical studies. The samples and data collected on the various diabetes diseases can generally only be used to answer the questions addressed in the clinical studies. Participants of the studies are now being invited to donate additional samples for the DZD Biobank and to make their data from the clinical studies also available for projects from the DZD Biobank.

With the DZD core data set, the DZD has defined a list of clinical parameters relevant for diabetes research that are uniformly collected in all DZD clinical studies. The core data set consists of eight modules with over 120 items. A detailed description of each parameter contributes to standardization of data collection and ensures that all data are uniformly labeled, defined, and recorded in the same format across all clinical trials. The DZD baseline dataset is focused on research projects in the area of prediabetes and type 2 diabetes in adults.

Only a personalized medical concept can lead to the successful prevention or treatment of the steadily growing number of patients with diabetes. For such precision medicine, a deep understanding of the individual pathogenesis of diabetes is a prerequisite. The biospecimens and data of the DZD Biobank from extensively medically characterized patients represent a unique resource for this purpose.

The goal of the German Center for Diabetes Research (DZD), as a national network, is to bring together experts in the field of diabetes research and thus to combine basic research, translational research, epidemiology and clinical application in order to improve prognosis, prevention, diagnosis and treatment in relation to diabetes for the patient. The DZD is one of the six German Centers for Health Research and financed by the German Federal Ministry of Education and Research (BMBF) and the participating states.

Keywords. Diabetes, DZD, DZG, clinical studies, standardization, biobanking, infrastructure, core data set

Digitalisierung von Biobanking-Prozessen: ein weiterer Schritt in Richtung Nachhaltigkeit und verbesserte Probenqualität

Digitalization of biobanking processes: a further step towards sustainability and enhanced sample quality

Carlo R. LARGIADÈR[a,1], Tanja K. FROEHLICH[a], Mike HAUBENSAK[a], Martin G. FIEDLER[a]

[a] *Liquid Biobank Bern, Department of Clinical Chemistry & Center for Laboratory Medicine, Bern University Hospital, University of Bern, Inselspital, Bern, Switzerland*

Abstract. In order to support clinical trials, hospital-based biobanks need to develop efficient strategies to increase availability of a wide variety of biospecimens from donors at variable time points without compromising sample quality or interfering with regular hospital processes. The Inselspital has implemented for its Liquid Biobank Bern (LBB) a state-of-the-art biobank infrastructure that is highly integrated into the routine processes of the hospital. LBB Liquid Biobank Bern (Inselspital, Switzerland) takes advantage of fully interfaced data workflows with a high degree of automatization. Clinical, laboratory, and biobank information systems are interfaced to exchange the sample data. This ensures that every step in the preanalytical process is automatically triggered and monitored, with data being generated and documented electronically, avoiding error-prone and time consuming manual data entries. A central biobank information system harbors the individual study protocols and transmits the processing instructions to the various devices and information systems via interfaces. This allows a multitude of individual protocols to be processed in parallel without additional resources. This digitalization of biobanking processes, i.e. making processes more automated using digital technologies, harbors a great potential for biobanks with regard to quality and economic sustainability. The main advantages of digitalized processes consist in a gain of flexibility and adaptability at reduced costs while improving sample data quality by reducing human error. Currently, on average 150 primary samples are processed in parallel per day – with over 200 different active pre-analytical profiles of over 60 projects – by a single person. We demonstrate this concept with a recent implementation of a systematic leftover biomaterial collection from COVID-19 inpatients. Due to fully generic and open architecture of the LBB processes, we were able to integrate automated processing of greatly varying numbers of diverse primary samples from COVID-19 patients without changes in the IT- and biobank

---

1 Corresponding Author.

infrastructure. The rapid implementation allowed us to include samples from all COVID-19 inpatients of the hospital right from the start of the pandemic, while all other biobanking activities could be maintained or even increased without the need for additional staff.

Keywords. Digitalization, automatization, data quality, integrated processes

Die Biobank der Neurologischen Klinik der TUM: eine wichtige Ressource für die biomedizinische Forschung neurologischer Erkrankungen
The Biobank of the Neurology Department at TUM: a rich source for biomedical research on neurological diseases

Friederike HELD[a], Achim BERTHELE[a], Christiane GASPERI[a], Bernhard HEMMER[a, b, 1]

[a] *Klinik für Neurologie, Klinikum rechts der Isar, Technische Universität München, München, Deutschland*
[b] *Munich Cluster of Systems Neurology (SyNergy), München, Deutschland*

Zusammenfassung. Die Gewinnung von Biomaterialien aus der Krankheitsversorgung ist die Voraussetzung für die Anwendung technologischer Fortschritte in der klinischen Forschung. Seit 2007 existiert die Biobank der Klinik für Neurologie am Klinikum Rechts der Isar der Technischen Universität München. Die Biobank wurde in den Jahren konsequent weiterentwickelt und in die Klinikabläufe implementiert, sodass systematisch und prospektiv Bioproben von in der Klinik behandelten Patienten für Forschungsprojekte mit einem Broad Consent asserviert werden können. Die Biobank umfasst inzwischen Proben von mehr als 12.000 Patienten mit einem jährlichen Zuwachs von über 2.000 Patienten. Der Schwerpunkt der Probenasservierung liegt neben der Asservierung von Plasma, Serum, DNA, RNA und PBMCs auf Liquor und den darin enthaltenen Zellen, sowie Tränenflüssigkeit. Die Erfassung und Speicherung der Daten erfolgt in einem lokalen Daten-Integrations-System (DIS) mit Anbindung an das Klinische Informationssystem. Die Abläufe der Probenasservierung wurden so standardisiert, dass in der Biobank auch systematisch und regelhaft fragile Biomaterialien (Liquorzellen, Tränenflüssigkeit) asserviert werden können. Hierfür hat sich maßgeblich die Reduzierung der Prozessierungszeiten auf ein Minimum bewährt. In den letzten Jahren wurde durch enge Interaktion mit dem DIFUTURE-Konsortium der Medizininformatik-Initiative eine Verknüpfung der Bioproben mit klinischen und paraklinischen Daten erreicht. Durch die Verknüpfung mit Forschungsdaten liegt für die meisten Bioproben eine genetische Charakterisierung (Genotypisierung und Exom-Sequenzierung der Spender) vor und für viele Liquorproben eine Analyse der Proteinzusammensetzung und eine Zelltypisierung mittels Flusszytometrie. Die Bioproben stellen damit eine einmalige Ressource für aktuelle und zukünftige Forschungsprojekte dar und ermöglichen die Anwendung neuester wissenschaftlicher Methoden an Bioproben aus Blut, Tränenflüssigkeit und Liquor (z.B. RNA Single Cell Sequencing, proteomische Analysen).

---

1 Corresponding Author.

Durch die große Zahl von Bioproben von Patienten mit neurologischen Erkrankungen sowie Kontrollpersonen, die mit einem Broad Consent gesammelt wurden, konnten bereits viele Forschungsprojekte am Standort und auch mit externen Partnern durchgeführt und zum Abschluss gebracht werden (1–4). Die aktuellen und zukünftigen Ergebnisse, die mit Hilfe der Biobank erzielt werden, werden das Verständnis zur Pathogenese vieler neurologischer Erkrankungen erweitern und zur Entwicklung neuer Biomarker führen.

Schlagwörter. Biobank, Durchflusszytometrie, Biomedizin

English Version

Abstract. The collection of biospecimens from clinical care is the prerequisite for the implementation of technological advances in clinical research. The biobank of the Department of Neurology at the Klinikum Rechts der Isar of the Technical University of Munich has existed since 2007. Over the years, the biobank has been consistently expanded and implemented into the clinic's procedures so that biospecimens from patients treated in the clinic can be systematically and prospectively preserved for research projects with broad consent. The biobank now includes samples from more than 12,000 patients with an annual increase of more than 2,000 patients. In addition to the asservation of plasma, serum, DNA, RNA, and PBMCs, the focus of sample collection is on cerebrospinal fluid (CSF) and CSF cells, as well as tear fluid. Data acquisition and storage are performed in a local Data Integration System (DIS) with connection to the Clinical Information System. The procedures for sample asservation have been standardized in a way that fragile biomaterials (CSF cells, tear fluid) can also be systematically and regularly preserved in the biobank. The reduction of processing times to a minimum has proved to be a substantial factor in this regard. In recent years, close interaction with the DIFUTURE Consortium of the Medical Informatics Initiative has resulted in the linking of biosamples with clinical and paraclinical data. Through linkage with research data, genetic characterization (genotyping and exome sequencing of donors) for most biospecimens, protein composition analysis, and cell phenotyping by flow cytometry for many CSF samples are available. The biosamples thus represent a unique resource for current and future research projects and allow the implementation of the latest scientific methods on biospecimens from blood, tear fluid, and CSF (e.g. RNA single-cell sequencing, proteomic analyses). Due to a large number of biospecimens from patients with neurological diseases as well as control subjects collected with broad consent, many research projects have already been conducted and completed locally and with external partners (see 1–4). The actual and future results obtained by using the biobank will increase the understanding of the pathogenesis of many neurological diseases and will lead to the development of new biomarkers.

Keywords. Biobank, flow cytometry, biomedicine

Referenzen

[1] Held F, Kalluri SR, Berthele A, Klein AK, Reindl M, Hemmer B. Frequency of myelin oligodendrocyte

glycoprotein antibodies in a large cohort of neurological patients. Mult Scler J – Exp Transl Clin [Internet]. 2021;7(2). Available from: https://journals.sagepub.com/doi/full/10.1177/20552173211022767. Letzter Zugang: 2021-08-30

[2] Gasperi C, Salmen A, Antony G, Bayas A, Heesen C, Kümpfel T, et al. Association of Intrathecal Immunoglobulin G Synthesis With Disability Worsening in Multiple Sclerosis. JAMA Neurol [Internet]. 2019 Jul 1;76(7):841. Available from: http://archneur.jamanetwork.com/article.aspx?doi=10.1001/jamaneurol.2019.0905. Letzter Zugang: 2021-08-30

[3] Gasperi C, Andlauer TFM, Keating A, Knier B, Klein A, Pernpeintner V, et al. Genetic determinants of the humoral immune response in MS. Neurol – Neuroimmunol Neuroinflammation [Internet]. 2020 Sep 16;7(5):e827. Available from: http://nn.neurology.org/lookup/doi/10.1212/NXI.0000000000000827. Letzter Zugang: 2021-08-30

[4] Klein A, Selter RC, Hapfelmeier A, Berthele A, Müller-Myhsok B, Pongratz V, et al. CSF parameters associated with early MRI activity in patients with MS. Neurol – Neuroimmunol Neuroinflammation [Internet]. 2019 Jul 30;6(4):e573. Available from: http://nn.neurology.org/lookup/doi/10.1212/NXI.0000000000000573. Letzter Zugang: 2021-08-3

Success Stories: Mit Erfolgen der Covid-19-Forschung zu höherer Bekanntheit für Biobanken
Success Stories: from COVID-19 research successes to higher awareness for biobanks

Verena HUTH[a,1], *Michael HUMMEL*[a], *Cornelia SPECHT*[a]

[a] *German Biobank Node (GBN)/Charité – Universitätsmedizin Berlin*

Zusammenfassung. Humane Bioproben und die zugehörigen Daten spielen eine entscheidende Rolle für die biomedizinische Forschung – das hat die Covid-19-Forschung eindrucksvoll demonstriert. Doch trotz ihrer großen Relevanz für die Medizin sind Biobanken in der Öffentlichkeit weitgehend unbekannt. Eine ähnliche Einschätzung ergibt sich mit Blick auf medizinische Forscher:innen: auch diese wissen zu selten von den Biobanken an ihren Standorten. Die Bekanntheit von Biobanken muss deshalb erhöht und ihre Bedeutung erläutert werden. „Success Stories" – Texte, die Forschungserfolge verständlich zusammenfassen und den Beitrag der Biobanken herausstellen – bieten dafür ein besonders geeignetes Format.

In Zusammenarbeit mit der German Biobank Alliance (GBA) hat der German Biobank Node (GBN) Erfolgsgeschichten zusammengetragen, ausformuliert, auf der Website *bbmri.de*, der ebenfalls durch den GBN betriebenen Informationsseite für Probenspender:innen *biobanken-verstehen.de* und als kurze Filme auf YouTube veröffentlicht sowie auf Kongressen präsentiert.

Im Jahr 2021 hat der GBN drei neue Erfolgsgeschichten zu Covid-19 veröffentlicht. So unterstützte die Zentrale Biobank Charité/BIH (ZeBanC) eine Studie des Forschungsverbunds DeCOI (Deutsche COVID-19 OMICS Initiative) zur Immunantwort bei schweren Krankheitsverläufen. In einem anderen Projekt fanden Wissenschaftler:innen der „COVID-19 Host Genomics Initiative" in Zusammenarbeit mit der Hannover Unified Biobank (HUB) genetische Faktoren im menschlichen Erbgut, die das Risiko für einen schweren Verlauf erhöhen. Und die Zentralisierte Biomaterialbank der RWTH Aachen stellte Blutproben zur Verfügung, anhand derer Wissenschaftler:innen Biomarker identifizierten, mit deren Hilfe bei der Krankenhausaufnahme das individuelle Sterberisiko von Patient:innen eingeschätzt werden kann.

Mit diesen beispielhaften Success Stories gibt GBN den GBA-Biobanken ein Forum, um zu zeigen, welch wichtigen Beitrag Biobanken sie für die – weiterhin stark im medialen Fokus stehende – Covid-19-Forschung leisten. Zukünftig kommt es darauf an, weitere Gelegenheiten und Kanäle zu finden, um solche Erfolgsgeschichten noch breiter zu kommunizieren.

---

1 Corresponding Author.

Schlagwörter. Success Stories, Covid-19, Wissenschaftskommunikation, Bekanntheit von Biobanken

English Version

Abstract. Human biospecimens and the associated data play a crucial role in biomedical research – which research on COVID-19 has demonstrated recently. Yet despite their great relevance for medicine, biobanks are largely unknown to the public. A similar assessment is made with regard to medical researchers: they too rarely know about their local biobanks. The awareness for biobanks must therefore be increased and their importance explained. "Success stories" – texts which comprehensibly summarise research successes and highlight the contribution of biobanks – offer a particularly suitable format.

In cooperation with the German Biobank Alliance (GBA), the German Biobank Node (GBN) has compiled, drafted, and published success stories on the website bbmri.de, on the GBN website for sample donors biobanken-verstehen.de, as short films on YouTube, and presented them at conferences.

In 2021, GBN published three new COVID-19 success stories. For example, the Central Biobank Charité/BIH (ZeBanC) supported a study of the research network DeCOI (German COVID-19 OMICS Initiative) on the immune response in severe courses. In cooperation with the Hannover Unified Biobank (HUB), scientists of the "COVID-19 Host Genomics Initiative" found genetic factors in the human genome that increase the risk of severe disease courses. And the Centralised Biomaterial Bank of RWTH Aachen University provided blood samples in which scientists identified biomarkers that can be used to assess the individual mortality risk of patients upon hospital admission.

With these exemplary success stories, GBN provides a forum for GBA biobanks to show what an important contribution they make to COVID-19 research, which continues to be in the media spotlight. In the future, it will be important to find further opportunities and channels to communicate such success stories even more widely.

Keywords. Success Stories, COVID-19, science communication, biobank awareness

Referenzen

[1] COVID-19 Host Genetics Initiative (2021). Mapping the human genetic architecture of COVID-19. In: *Nature*.

[2] Hannemann, J., Balfanz, P., Schwedhelm, E., Hartmann, B., Ule, J., Müller-Wieland, D., Dahl, E., Dreher, M., Marx, N., Böger, R. (2021). Elevated serum SDMA and ADMA at hospital admission predict in-hospital mortality of COVID-19 patients. In: *Scientific Reports* 11, 9895.

[3] Klingler, C., von Jagwitz-Biegnitz, M., Baber, R., Becker, K.-F., Dahl, E., Eibner, C., Fuchs, J., Groenewold, M. K., Hartung, M. L., Hummel, M., Jahns, R., Kirsten, R., Kopfnagel, V., Maushagen, R., Nussbeck, S. Y., Schoneberg, A., Winter, T., Specht, C. (2021). Stakeholder engagement to ensure the sustainability of biobanks: a survey of potential users of biobank services. *European Journal of Human Genetics*.

[4] Lesch, W., Schütt, A., Jahns, R. (2016). Biobanken in der öffentlichen Wahrnehmung: Verständnis, Interesse und Motivation von Probenspendern in Deutschland. In: Lesch, W., Schütt., A. (Hrsg.). *Gesundheitsforschung kommunizieren, Stakeholder Engagement gestalten. Grundlagen, Praxistipps und Trends.* Schriftenreihe der TMF – Technologie- und Methodenplattforn für die vernetzte medizinische Forschung e.V., Band 14, S. 113–124.

[5] Schulte-Schrepping, J., Reusch, N., Paclik, D., Baßler, K., Schlickeiser, S., Zhang, B., Krämer, B., Krammer, T., Brumhard, S., Bonaguro, L., De Domenico, E., Wendisch, D., Grasshoff, M., Kapellos, T. S., Beckstette, M., Pecht, T., Saglam, A., Dietrich, O., Mei, H. E., Schulz, A. R., Conrad, C., Kunkel, D., Vafadarnejad, E., Xu, C. J., Horne, A., Herbert, M., Drews, A., Thibeault, C., Pfeiffer, M., Hippenstiel, S., Hocke, A., Müller-Redetzky, H., Heim, K. M., Machleidt, F., Uhrig, A., Bosquillon de Jarcy, L., Jürgens, L., Stegemann, M., Glösenkamp, C. R., Volk, H. D., Goffinet, C., Landthaler, M., Wyler, E., Georg, P., Schneider, M., Dang-Heine, C., Neuwinger, N., Kappert, K., Tauber, R., Corman, V., Raabe, J., Kaiser, K. M., To Vinh, M., Rieke, G., Meisel, C., Ulas, T., Becker, M., Geffers, R., Witzenrath, M., Drosten, C., Suttorp, N., von Kalle, C., Kurth, F., Händler, K., Schultze, J. L., Aschenbrenner, A. C., Li, Y., Nattermann, J., Sawitzki, B., Saliba, A. E., Sander, L. E., Deutsche Covid-19 OMICS Initiative (DeCOI) (2020). Severe COVID-19 is marked by a dysregulated myeloid cell compartment. In: *Cell* 182, 6. S. 1419–1440.

Transfer von Proben und Daten in Nicht-EU-Staaten – how to?
Transfer of Samples and Data to Non-EU Countries – How to?

Tobias HERBST[a]

[a] *Hochschule für Polizei und öffentliche Verwaltung NRW*

Zusammenfassung. Beim Transfer von Proben und Daten in Nicht-EU-Staaten („Drittstaaten") sind vor allem die Vorgaben der EU-Datenschutzgrundverordnung (DSGVO) hinsichtlich der Übermittlung personenbezogener Daten zu beachten. Während für die Übermittlung in andere EU-Mitgliedstaaten keine anderen Anforderungen gelten als für die Übermittlung im Inland, sehen die Art. 44–49 DSGVO für Übermittlungen in Drittstaaten verschiedene Möglichkeiten vor, die jeweils mit besonderen Anforderungen und unterschiedlichem Aufwand für die übermittelnde Biobank verbunden sind. Der einfachste Fall, der mit keinem zusätzlichen Aufwand verbunden ist, ist das Vorliegen eines sogenannten Angemessenheitsbeschlusses der Europäischen Kommission nach Art. 45 DSGVO, durch den diese für einen Drittstaat bestätigt, dass das dortige Datenschutzniveau dem der EU vergleichbar ist. Solche Angemessenheitsbeschlüsse existieren allerdings nur für eine sehr begrenzte Anzahl von Drittstaaten [1]. Aufgrund des Urteils „Schrems II" des Europäischen Gerichtshofs vom 16.7.2020 [2] zählen die USA nicht mehr dazu, während mittlerweile (seit dem 28.6.2021) ein Angemessenheitsbeschluss für das seit dem „Brexit" einen Drittstaat darstellende Vereinigte Königreich existiert [3]. Für Übermittlungen in Drittstaaten, für die kein Angemessenheitsbeschluss existiert, gibt es nach Art. 46 DSGVO verschiedene Möglichkeiten sogenannter „geeigneter Garantien", die eine Übermittlung erlauben. Für die Konstellation der Übermittlung personenbezogener Daten von einer inländischen Biobank an eine Stelle in einem Drittstaat kommt hier vor allem die Verwendung sogenannter „Standarddatenschutzklauseln" in Betracht, die von der Kommission genehmigt wurden. Die letzte Fassung stammt vom 4.6.2021 [4]. Dabei handelt es sich um Vertragsklauseln, die in einen mit dem ausländischen Kooperationspartner zu schließenden Vertrag aufgenommen werden und die diesen zur Beachtung bestimmter datenschutzrechtlicher Anforderungen verpflichten. Der Europäische Gerichtshof sieht hierbei (im Urteil „Schrems II") aber das Problem, dass etwa der Zugriff von Behörden des Drittstaates auf die zum Kooperationspartner übermittelten Daten durch einen solchen Vertrag nicht wirksam verhindert werden kann. Entstehende Schutzlücken müssen daher ggf. durch „ergänzende Maßnahmen" seitens der übermittelnden Stelle (also der inländischen Biobank) geschlossen werden. Diese Maßnahmen liegen in der Verantwortung der Biobank. Der Europäische Datenschutzausschuss hat am 18.6.2021 für diese ergänzenden Maßnahmen Empfehlungen beschlossen [5], die eine Orientierung geben, aber mit einem erheblichen Aufwand für die Biobank verbunden sein können. Spätestens seit dem Urteil „Schrems II" bzw. dem Beschluss dieser Empfehlungen genügt es also nicht mehr, sich allein auf die Standardvertragsklauseln zu verlassen. Als weitere –

und gegenüber der bloßen Verwendung von Standardvertragsklauseln daher vorzugswürdige – Möglichkeit für die Übermittlung in Drittstaaten steht die ausdrückliche Einwilligung der Spender von Proben und Daten in die Übermittlung in einen Drittstaat nach vorheriger Aufklärung über die möglichen Risiken zur Verfügung (Art. 49 Abs. 1 UAbs. 1 lit. a DSGVO). Falls die Drittstaaten, in die übermittelt werden soll, zum Zeitpunkt der Einwilligung noch nicht feststehen, kann deren konkrete Benennung entfallen [6]. Es genügt grundsätzlich eine abstrakte Aufklärung über mögliche Risiken in „unsichere" Drittstaaten.

Schlagwörter. Datenübermittlung, Probentransfer, Drittstaat, Nicht-EU-Staat, Angemessenheitsbeschluss, Standardvertragsklauseln, Einwilligung, Aufklärung über Risiken

Referenzen

[1] Vgl. etwa die Liste der Angemessenheitsbeschlüsse bei: Der Hessische Beauftragte für Datenschutz und Informationsfreiheit *https://datenschutz.hessen.de/datenschutz/internationales/angemessenheitsbeschlüsse* Letzter Zugang: 2021-10-04.
[2] EuGH, Urteil vom 16.7.2020, Rechtssache C-311/18.
[3] Durchführungsbeschluss der Kommission vom 28.6.2021, C(2021) 4800 final.
[4] Durchführungsbeschluss der Kommission vom 4.6.2021, Amtsblatt der Europäischen Union L 199 vom 7.6.2021, S. 31.
[5] European Data Protection Board, Recommendations 01/2020 on measures that supplement transfer tools to ensure compliance with the EU level of protection of personal data, Version 2.0, adopted on 18 June 2021.
[6] Vgl. dazu etwa das Arbeitspapier der (früheren) Artikel-29-Datenschutzgruppe vom 25.11.2005, WP 114, S. 14.

Digitales Impfquoten-Monitoring des Robert Koch-Instituts: Ein Datentreuhänder schützt Patientendaten
Digital Vaccination Rate Monitoring by the Robert Koch Institute: a Data Custodian Protects Patient Data

Martin SEMMLER[a]

[a] *Bundesdruckerei GmbH*

Zusammenfassung. Der Überblick über die aktuelle Impfquote in Deutschland ermöglicht Politik und Wissenschaft, wichtige Entscheidungen für die Bekämpfung der Pandemie zu treffen, und etwa Restriktionen aufzuheben. Im Auftrag des Bundesgesundheitsministeriums hat die Bundesdruckerei für das Robert Koch-Institut eine technische Lösung entwickelt, welche die Identität der Geimpften schützt und gleichzeitig ihre Daten für die Auswertung zur Verfügung stellt. Möglich macht das ein Datentreuhänder, der als neutraler Vermittler agiert.

Schlagwörter. Digitales Impfquoten-Monitoring, Datentreuhänder, Bundesdruckerei

Einleitung

Patientendaten aus dem medizinischen Alltag können der Forschung einen immensen Schub verleihen, sind aus datenschutzrechtlicher Sicht jedoch besonders sensibel. Die Bundesdruckerei GmbH hat für verschiedene Gesundheitsprojekte eine Lösung entwickelt, die Patientendaten schützt und gleichzeitig für Wissenschaft und Politik zur Verfügung stellt. Ein prominentes Beispiel sind die Corona-Impfdaten. Im Auftrag des Robert Koch-Instituts (RKI) hat die Bundesdruckerei das Meldesystem zum Digitalen Impfquoten-Monitoring entwickelt und agiert als Vertrauensstelle. Das Meldesystem stellt täglich Hunderttausende Impfdaten aus Impfzentren, Krankenhäusern, Betriebsarztpraxen und Daten von mobilen Teams dem RKI zur Verfügung. Zusammen mit den Impfdaten der niedergelassenen Ärzte, die von der Kassenärztlichen Bundesvereinigung erhoben werden, kann das RKI damit den Stand der Immunisierung in Deutschland tagesaktuell bewerten.

Das ist unter anderem deshalb wichtig, weil die Impfquote eine der Grundlagen für die Entscheidungen der Politik bildet – etwa bei der Frage, welche Restriktionen im Kampf gegen das Virus wieder zurückgenommen werden können. Darüber hinaus sind die Impfdaten entscheidend, um die Wirksamkeit und die Sicherheit der Impfstoffe einzuschätzen, die Umsetzung von Impfempfehlungen nachzuvollziehen und womöglich anzupassen. Die Impfdaten dienen sogar dem Blick in die Zukunft, weil sie helfen, Prognosen zur Entwicklung der Inzidenz zu stellen. Sie werden deshalb von Medien und der Öffentlichkeit intensiv verfolgt und u. a. auf der Webseite des RKI veröffentlicht.

1. Datentreuhänder, der neutrale Vermittler

Doch wie lässt sich dies mit dem Datenschutz der einzelnen Personen vereinbaren? Hier kommt die Datentreuhänder-Plattform CenTrust der Bundesdruckerei ins Spiel. Dabei handelt es sich um einen unabhängigen und neutralen Vermittler zwischen denjenigen, die ihre Daten geben, und denen, die sie nutzen. Der Datentreuhänder hat kein wirtschaftliches oder anderes Interesse an den Daten. Er agiert ähnlich wie ein Notar als unabhängige Vertrauensinstanz strikt im Auftrag des Datengebers und stellt sicher, dass nur Berechtigte auf die Informationen zugreifen können. Er kann unter anderem die Datenzugänge absichern und Zugriffsberechtigungen organisieren, um die Daten zu verarbeiten. Bei CenTrust werden die Daten in der hochsicheren Infrastruktur der Bundesdruckerei gehostet und verarbeitet sowie die Vorgaben gemäß der Datenschutzgrundverordnung auf nationaler und europäischer Ebene eingehalten.

Ein Kernelement des Datenschutzes ist die Pseudonymisierung: Sie stellt sicher, dass nur medizinisch relevante Informationen an den Empfänger gelangen und keine Rückschlüsse auf die Identität der Datengeber gezogen werden können. Dabei wird der Name oder ein anderes Identifikationsmerkmal einer Person durch ein Pseudonym ersetzt, in der Regel eine Zeichenkette. Beim Digitalen Impfquoten-Monitoring verwendet die Bundesdruckerei ein zweistufiges Pseudonymisierungsverfahren, das keine Zuordnung von personenbezogenen Daten ermöglicht. Nach zwei Wochen werden die pseudonymisierten Daten bei der Bundesdruckerei gelöscht.

2. Datentreuhänder eignen sich besonders für Patientendaten

So wie die Forscher in Rekordzeit einen Impfstoff gegen das Coronavirus entwickelt haben, war auch das Meldesystem für die Impfquoten deutlich schneller fertig als vergleichbare Projekte bisher: Ende Oktober kam die Anfrage an die Bundesdruckerei – Mitte Dezember stand die Lösung für das Digitale Impfquoten-Monitoring bereit.

Die Erhebung der Impfdaten ist gesetzlich vorgeschrieben und vom Dritten Gesetz zum Schutz der Bevölkerung bei einer epidemischen Lage von nationaler Tragweite geregelt. Dazu gehören das Datum der Impfung, der Impfstoff samt Chargennummer sowie die Daten zum Beginn oder Abschluss der Impfserie – ebenso das Pseudonym der geimpften Person, Alter und Geschlecht, die Postleitzahl des Wohnortes sowie das Vorliegen oder Nichtvorliegen bestimmter Impfindikation nach der Empfehlung der Ständigen Impfkommission.

Auf diese Weise funktioniert die Datentreuhänder-Plattform CenTrust in der Praxis: Autorisiertes Personal kann die Daten über das Digitale Impfquoten-Monitoring eingeben. Die Bundesländer können dabei zwischen drei Übertragungsarten wählen: der manuellen Eingabe über ein webbasiertes Eingabeformular, einem ebenfalls webbasierten CSV-Datei-Upload, bei dem viele Impfdaten auf einmal übermittelt werden können, oder einer Anbindung an eine Programmierschnittstelle. Letzteres ermöglicht den automatischen Datentransfer etwa aus dem Terminmanagement-System eines Impfzentrums. Zwar werden auch einzelne Datensätze an das Digitale Impfquoten-Monitoring übertragen, die meisten Bundesländer erfassen die

Daten jedoch zunächst zentral im Land und übertragen diese dann gebündelt an die Bundesdruckerei. Auch viele Betriebsmedizinische Dienste bündeln die Datenübermittlung. Über eine gesicherte Internetverbindung werden die Impfdaten dann an die Bundesdruckerei geleitet, wo sie zwischengespeichert und vom RKI mehrmals täglich abgerufen werden.[2]

Bundesweit sollten ursprünglich rund 500 Einheiten technisch an das Meldesystem angebunden werden: Impfzentren, mobile Impfteams sowie Krankenhäuser. Die Zahl der angebundenen Stellen liegt mittlerweile deutlich höher – im Sommer 2021 waren über 3.000 meldende Stellen an die Plattform angebunden.

Das Digitale Impfquoten-Monitoring ist ein Beispiel, bei dem die Lösung CenTrust zum Einsatz kommt, mit dem die Bundesdruckerei medizinische Forschungsprojekte unterstützt. Der Vertrauensstellendienst unterstützt beispielsweise auch das Multiple-Sklerose-Register bei Projekten, die vom Innovationsfonds des Gemeinsamen Bundesausschusses gefördert werden. Da Vertrauensstellen wie CenTrust Daten aus verschiedenen Quellen verknüpfen, pseudonymisieren und berechtigten Datennutzern zur Verfügung stellen, eignen sie sich insbesondere für Patientendaten im Gesundheitswesen und in der Forschung. Technische und organisatorische Erfahrungen sowie Rückfragen werden im Rahmen des Vortrags behandelt.

---

2 Die aktuellen Impfzahlen finden Sie auf der Website des RKI: www.rki.de/covid-19-impfquoten.

Einführung der allgemeinen Patienteninformation nach Standard der Medizininformatik-Initiative
Implementation of Standardized Medical Informatics Initiative's Broad Consent

Reinhard THASLER [a,1], Carolin SCHMIDT [a], Ivonne NAUMANN [b], Sonja SCHÖNECKER [b], Urban FIETZEK [b], Eva OSWALD [c], Joachim HAVLA [c], Ulrich MANSMANN [d], Fady ALBASHITI [a]

[a] *Center for Medical Data integration, LMU Hospital, Ludwig-Maximilians-Universität München, Munich, Germany,* [b] *Department of Neurology, LMU Hospital, Ludwig-Maximilians-Universität München, Munich, Germany,* [c] *Institute of Clinical Neuroimmunology, LMU Hospital, Ludwig-Maximilians-Universität München, Munich, Germany,* [d] *Ludwig-Maximilians University Munich, Institute for Medical Information Processing, Biometry, and Epidemiology, München, Germany*

Zusammenfassung. Am Klinikum der Universität München (LMU Klinikum) wird seit Ende 2020 in einem Pilotprojekt die bundesweit einheitliche, allgemeine Patienteninformation und -einwilligung nach Standard der Medizininformatik-Initiative (sogen. Broad Consent der MII) insbesondere zur Verwendung von Behandlungsdaten für medizinische Forschungszwecke erprobt. Diese allgemeine Patienteninformation ist eine wichtige Entwicklung für die standortübergreifende medizinische Forschung [1]. Der Zweck der Datennutzung im Rahmen medizinischer Forschung und Versorgung wird darin allgemein beschrieben, da nicht alle medizinischen Fragestellungen, zu denen Daten zukünftig verwendet werden sollen, bereits zum Zeitpunkt der Einwilligung feststehen. Gerade in der Universitätsmedizin werden in der Krankenversorgung fortlaufend umfangreiche klinische Daten erhoben. Diese sollen heute für die bestmögliche Behandlung unserer Patienten und morgen für die Verwendung in der klinischen Forschung auch standortübergreifend, also gemeinsam mit anderen Kliniken, zur Verfügung stehen. Dabei können sich mitunter ganz neue Zusammenhänge, bspw. Korrelationen zwischen verschiedenen Krankheiten oder Beschwerden, ergeben.

Die Einführung der Mustertexte (Patienteninformation, Formular zur Einwilligung) [2] erfolgte in einem Pilotprojekt in zwei verschiedenen Ambulanzen, einer Station und aktuell in einer weiteren Klinik mit ambulanten und stationären Patienten. Dies erlaubt eine gezielte Analyse der jeweiligen Prozesse und Ermittlung eines Ist vs. Soll-Zustandes. Das geht mit der notwendigen Konkretisierung der Mustertexte einher, die bzgl. der Anwendbarkeit der verschiedenen Module die Realität der jeweils beteiligten Einrichtungen abbilden müssen, was eine Integration in bestehende Prozesse erlaubt. Die Vorbereitung der benötigten Dokumente richtet sich zum

---

1 Corresponding Author.

einen nach den Vorgaben der Handreichung [3], aber auch nach lokalen Rahmenbedingungen (z. B. eindeutige Kennzeichnung für die elektronische Archivierung).

Im Rahmen des Pilotprojektes erhalten die Patienten die schriftliche Patienteninformation und das Formular zur Einwilligung in den Ambulanzen direkt bei der administrativen Aufnahme bzw. auf Station bei der pflegerischen Aufnahme und werden anschließend im Arztgespräch mündlich aufgeklärt, mit der Gelegenheit für Rückfragen. Nachdem alle Fragen geklärt sind, erfolgt die Einwilligung per Unterschrift der im Formular angekreuzten Ja/Nein-Optionen. Diese modularen Angaben zur Einwilligung werden schließlich vom Studienpersonal im klinischen System patientenbezogen dokumentiert. Dieser Prozess wird unterstützt durch die Bereitstellung von MII-Flyern, Plakaten sowie des MII-Informationsfilms in den Wartebereichen der Ambulanzen.

Das Pilotprojekt wurde von einer quantitativen und qualitativen Evaluation begleitet. Die ersten Analysen zeigen einerseits eine hohe Akzeptanz und Bereitschaft der Patienten, die medizinsche Forschung mit ihren Daten zu unterstützen. Andererseits spielt das Thema Datenschutz und die Zufriedenheit der Patienten mit den behandelnden Einrichtungen eine wichtige Rolle. Im Rahmen der laufenden Auswertung des erfolgreichen Pilotprojektes wird derzeit ermittelt, inwiefern in einem einheitlichen Prozess ein zentrales Dokument auch über die verschiedenen Fachbereiche hinweg im Sinne eines klinikumsweiten „Roll out" eingesetzt werden kann.

Schlagwörter. Allgemeine Patienteninformation und -einwilligung, Broad Consent, Medizininformatik-Initiative

English Version

Abstract. At the University Hospital of Munich (LMU Klinikum), a nationwide uniform patient information and consent for the use of treatment data for medical research purposes has been tested in a pilot project since the end of 2020. It describes the purpose of data use in the context of medical research and care in general terms since not all medical issues for which data will be used in the future can be determined at the time of consent. This general patient information is an important development for medical research [1].

Especially in university medicine, extensive clinical data are routinely collected. These data should be available today for the best possible treatment of patients and for future use in clinical research, also across different clinical centres. In this way, sometimes completely new correlations e.g. of different medical conditions can emerge.

During the pilot phase, the standard texts (patient information and consent form) [2] have been implemented in two different outpatient clinics, at a ward and are now being implemented in a clinic with both out- and inpatients. This allows a targeted analysis of the existing processes and determination of the actual target state. Alongside this process, the necessary configuration and completion of the sample texts took place. The final documents have to reflect the reality of the facilities involved, which allows better integration in existing processes. On the one hand, the MII specifications ("Handreichung") [3] but also local requirements (e.g. coding for archiving of the document) guided the preparation of documents. Patients receive the information and consent form as outpatients directly at administrative registration, or as inpatients at nursing registration onto the ward. Physicians further educate them in the following doctor-patient encounter, also to answer remaining questions. All questions answered patients are signing their chosen consent options (Yes/No). Finally, study personnel documents this patient-specific modular consent in the clinical information system. Presentation of MII-flyers, posters as well as the MII-explanatory film in outpatient waiting areas support this process.

The introduction of the sample texts has been accompanied by a quantitative and qualitative evaluation. On the one hand, initial analyses show a high level of acceptance and willingness to support research with patient data. On the other hand, the topic of data protection and the patients' satisfaction with the relevant clinics play an important role. In the course of analyzing the pilot phase's success, currently a "roll out" is being evaluated, i.e. how a central, uniform document can be implemented in a hospital-wide process across different clinics.

Keywords. Patient information and consent, broad consent, Medical Informatics Initiative

Referenzen

[1] Medizininformatik-Initiative erhält grünes Licht für bundesweite Patienteneinwilligung. *https://www.medizininformatik-initiative.de/de/mustertext-zur-patienteneinwilligung* Letzter Zugang: 09.11.2021.

[2] Arbeitsgruppe Consent: Mustertext Patienteneinwilligung (Stand 16.04.2020) Version 1.6d, bestehend aus Patienteninformation und –einwilligung. *https://www.medizininformatik-initiative.de/de/mustertext-zur-patienteneinwilligung* Letzter Zugang: 09.11.2021.

[3] Arbeitsgruppe Consent des Nationalen Steuerungsgremiums der MII: Handreichung zur Anwendung der national harmonisierten Patienteninformations- und Einwilligungsdokumente zur Sekundärnutzung von Patientendaten. *https://www.medizininformatik-initiative.de/de/mustertext-zur-patienteneinwilligung* Letzter Zugang: 09.11.2021.

Broad consent für pädiatrisches Biobanking im Deutschen Zentrum für Lungenforschung (DZL) – Vorlage für ein zweistufiges Aufklärungsverfahren zur Nutzung genetischer Daten

Pediatric Broad Consent in the German Center for Lung Research (DZL) – a Template for a Two-step Procedure for Genetic Data Use

Gesine RICHTER[a,c], Karoline I. GAEDE[b,c,d], and DZL-Platform Biobanking and Datamanagement[e]

[a] *Institute of Experimental Medicine, Division of Biomedical Ethics, Kiel University, University Hospital Schleswig-Holstein, Kiel, Germany,* [b] *BioMaterialBank Nord, Research Center Borstel – Leibniz Lung Center, Borstel, Germany,* [c] *PopGen 2.0 Network (P2N),* [d] *Airway Research Center North (ARCN),* [e] *German Center for Lung Research (DZL)*

Zusammenfassung. Kinder wurden als besonders vulnerable Gruppe lange von nicht-therapeutischer medizinischer Forschung ausgenommen. Mit der Veröffentlichung der OECD-Leitlinien für Humanbiobanken und genetische Forschungsdatenbanken (HBGRD) rückte 2009 pädiatrisches Biobanking in den Fokus, und damit die Forderung, die Zustimmung entscheidungsfähiger Minderjähriger in die wissenschaftliche Nutzung ihrer Proben und Daten einzuholen. Pädiatrisches Biobanking von sog. Restmaterial impliziert zweifellos zentrale Herausforderungen für die pädiatrische Forschung: zum einen die oftmals reduzierte Stichprobengröße und das geringere Probenvolumen pädiatrischer Patienten, zum anderen die Risikominimierung durch die Nutzung von Restmaterial aus dem klinischen Kontext.

Ebenso wird seit Jahren die Frage der Nutzung pädiatrischer Bioproben für genetische Forschung diskutiert. Im Unterschied zum Broad Consent (BC) für Erwachsene können die Zustimmung zu genetischer Forschung mit pädiatrischen Bioproben und die Möglichkeit daraus ggf. resultierender Zufallsfunde nicht nur Auswirkungen auf die Zukunft des betroffenen Kindes, sondern auch auf die seiner Geschwister und der gesamten Familie haben.

In Anlehnung an die Texte des Arbeitskreises Medizinischer Ethik-Kommissionen (AKEK) entwickelte das DZL eine Vorlage für ein zweistufiges Verfahren zur Information und Einwilligung minderjähriger Patienten, um Eltern, Kinder und ihre Familien präzise über mögliche Konsequenzen der Erzeugung genetischer Daten zu Forschungszwecken und das ggf. erforderliche Vorgehen bei Zufallsbefunden zu informieren. Grundgedanke dabei war, dass zum Zeitpunkt der Aufklärung und Einwilligung – eine unter Umständen aufregende und belastende klinische Situation für Eltern und Kinder – kaum ausreichend Verständnis für die Konsequenzen der Nutzung von Biomaterial für genetische Forschung erzielt werden kann. Zudem sind in diesem situativen Kontext nicht zwangsläufig alle potentiell Betroffenen der Familie, wie z. B. die Geschwister, zugegen und damit eingebunden.

Das vorgelegte zweistufige Verfahren differenziert zwischen genetischen Daten, die im Versorgungskontext bereits generiert wurden (Basis-Broad Consent), und genetischen Daten, die neu für Forschungszwecke erzeugt werden. Es kann vorausgesetzt werden, dass für genetische Analysen im Rahmen der Versorgung eine Aufklärung über deren Konsequenzen erfolgt ist. Eine Einwilligung in die Nutzung dieser Daten zu Forschungszwecken erfolgt im Zuge des Basis-Broad Consent gemäß allgemeiner Aufklärung zum Broad Consent in die Nutzung von Bioproben und Daten aus dem Behandlungszusammenhang.

Für die Generierung genetischer Daten zu Forschungszwecken wird eine zusätzliche Patienteninformation ausgehändigt. Dabei wird ausdrücklich darauf hingewiesen, dass über die Einwilligung in Ruhe, unter Umständen auch daheim und in Rücksprache mit der Familie, reflektiert und entschieden werden kann. Auf diese Weise verbindet das zweistufige Einwilligungsmodell des DZL für pädiatrisches Biobanking Aspekte der abgestuften und der familiären Einwilligung.

Die klare Trennung zwischen einer Einwilligung in die Nutzung existierender genetischer Daten (Basis-Broad Consent) und einer Einwilligung in die Generierung neuer Daten zu Forschungszwecken sorgt auch für Eindeutigkeit bezüglich der Nutzung im Use and Access-Verfahren zur Daten- und Bioprobenfreigabe. Positiver Nebeneffekt für die Biobank kann eine geringere Ablehnungsrate der immerhin undifferenzierten Erzeugung und Nutzung genetischer Daten sein.

Es ist geplant, die Implementierung des beschriebenen Verfahrens zu pilotieren und die Umsetzbarkeit der erforderlichen Workflows zu evaluieren. Flankiert wird diese Evaluierung durch eine Fragebogenstudie zum Verständnis und zur Akzeptanz des Verfahrens durch die Betroffenen.

Schlagwörter. Pädiatrisches Biobanking, Broad Consent

English Version

Abstract. For a long time children have been considered a vulnerable group that should be excluded from non-therapeutic medical research. With the publication of the OECD Guidelines for Human Biobanks and Genetic Research Databases (HBGRD) in 2009, paediatric biobanking came into focus, and thus the requirement to obtain the consent of minors with decision-making capacity in the scientific use of their samples and data. Paediatric biobanking of so-called residual material undoubtedly implies key challenges for paediatric research: on the one hand, the often reduced sample size and sample volume of paediatric patients, and on the other hand, the minimisation of risk through the use of residual material from the clinical context. Also debated for years is the question of using paediatric biospecimens for genetic research. In contrast to Broad Consent (BC) for adults, consent to genetic research with paediatric biospecimens and the possibility of any incidental findings resulting from this may have implications not only for the future of the child concerned, but also for that of his or her siblings and the entire family.

Based on the texts of the Working Group of Medical Ethics Committees (Arbeitskreis Medizinischer Ethik-Kommissionen, AKEK), the DZL developed a template for a two-step procedure for informing and obtaining consent from underage patients in order to inform parents, children and their families precisely about the possible consequences of generating genetic data for research purposes and the procedure that may be required in the case of incidental findings. The rationale behind this was that at the time of informed consent – which can be an exciting and stressful clinical situation for parents and children – there is hardly sufficient understanding of the consequences of using biomaterial for genetic research. Moreover, in this situational context, not all potentially affected family members, such as siblings, are necessarily present and thus involved.

The two-stage procedure presented differentiates between genetic data that have already been generated in the care context (basic broad consent) and genetic data that are newly generated for research purposes. It can be assumed that for genetic analyses in the context of care, information about their consequences has been provided. Consent to the use of these data for research purposes is given in the course of basic broad consent in accordance with general information on broad consent to the use of biosamples and data from the treatment context.

An additional patient information sheet is handed out for the generation of genetic data for research purposes. It is explicitly pointed out that the consent can be reflected upon and decided upon unhurriedly, possibly also at home and in consultation with the family. In this way, the DZL's two-tiered consent model for paediatric biobanking combines aspects of tiered and family consent.

The clear separation between consent to the use of existing genetic data (basic broad consent) and consent to the generation of new data for research purposes also ensures clarity with regard to use in the use and access procedure for data and biospecimen release. A positive side effect for the biobank can be a lower rejection rate of the still undifferentiated generation and use of genetic data.

It is intended to pilot the implementation of the described procedure and to evaluate the feasibility of the required workflows. This evaluation will be flanked by a questionnaire study on the understanding and acceptance of the procedure by those concerned.

Keywords. Pediatric biobanking, broad consent

Einleitung

Kinder galten in der medizinischen Forschung lange als vulnerable Gruppe, die von nichttherapeutischer Forschung ausgenommen wurde. Der weltweite Off-Label-Einsatz von Arzneimitteln in der Pädiatrie und die Entwicklung datenreicher medizinischer Forschung haben hier einen Paradigmenwechsel eingeleitet. Mit der Veröffentlichung der OECD-Leitlinien für Humanbiobanken und genetische Forschungsdatenbanken (HBGRD;

www.oecd.org/sti/emerging-tech/44054609.pdf accessed 05.10.2021) rückte 2009 pädiatrisches Biobanking in den Fokus, und damit die Forderung, die Zustimmung entscheidungsfähiger Minderjähriger in die wissenschaftliche Nutzung ihrer Proben und Daten einzuholen. Dies führte zu einer breiten Diskussion über die Entscheidungsfähigkeit von Kindern und das richtige Alter für die Einholung der Zustimmung (z. B. [1, 2]) sowie über die Frage der Erfordernis einer erneuten Zustimmung der Kinder nach Erreichen der Volljährigkeit [3]. Die Einwilligung in die Sekundärnutzung zu Forschungszwecken wirft im Kontext pädiatrischer Biobanken Fragen auf, die sich von denen bei der Verwendung von Proben und Daten von Erwachsenen unterscheiden. Zentrale Themen sind dabei die Art und Weise der Entscheidungsfindung, die intellektuelle Entwicklung von Minderjährigen, die Frage des erneuten Kontakts bei Erreichen der Volljährigkeit und die Frage der Reichweite der elterlichen Zustimmung [4]. Das Recht auf Wissen und der Umgang mit Zufallsfunden (incidental findings) aus der genetischen Forschung bedürfen beim pädiatrischen Biobanking einer gesonderten Betrachtung [5, 6],

Die Nutzung pädiatrischer Biobanken impliziert zweifellos zentrale Herausforderungen an die medizinische Forschung: zum einen die geringe Stichprobengröße und das geringe Probenvolumen pädiatrischer Patienten, zum anderen die Risikominimierung durch die Nutzung von Restmaterial aus dem klinischen Kontext.

Da sich eine breite Zustimmung (broad consent – BC) derzeit als die praktikabelste Form der Zustimmung für das Biobanking bei Erwachsenen herauskristallisiert, scheint eine solch breite Form der Zustimmung auch für pädiatrisches Biobanking sinnvoll. So stellte der Arbeitskreis Medizinischer Ethik-Kommissionen (AKEK) im Jahr 2019 Mustertexte für die Information und breite Einwilligung von Minderjährigen und deren Eltern/Sorgeberechtigten[1] in die Verwendung von Bioproben und zugehöriger Daten durch Biobanken bereit. Das DZL hat vor kurzem einen BC für pädiatrisches Biobanking erstellt, der sich hinsichtlich der Frage der Nutzung pädiatrischer Bioproben für die genetische Forschung vom Mustertext des AKEK unterscheidet.

1. Nutzung pädiatrischer Bioproben für genetische Forschung

Die Frage der Bereitstellung pädiatrischer Bioproben für (zukünftige bzw. bisher unbekannte) genetische Analysen zu Forschungszwecken erregte 2009 breite Aufmerksamkeit: Gurwitz et al. argumentierten, dass DNA-Proben oder individuelle Sequenzdaten außerhalb einer Biobank erst dann zugänglich gemacht werden sollten, wenn die Spender nach Erreichen der Volljährigkeit erneut kontaktiert werden und ihre eigene informierte Zustimmung geben [7]. Brothers und Clayton widersprachen, da das Warten auf die Volljährigkeit die Forschung erheblich verzögern würde [8].

Da ein erheblicher Teil der Nutzungsanfragen an Biobanken Bioproben für genetische Forschungszwecke ausmacht, müssen potentielle Risiken und Folgen für die Teilnehmer angesprochen werden. Im Falle einer breiten Nutzung pädiatrischer Bioproben für genetische Analysen handelt es sich um einen komplexen Konflikt verschiedener ethischer Grundsätze

---

[1] Mustertext zur Information und Einwilligung von Eltern/Sorgeberechtigten von Minderjährigen in die Verwendung von Biomaterialien und zugehöriger Daten in Biobanken (Version 2.1. gemäß Beschluss vom 07.11.2019).

wie etwa der Notwendigkeit eines günstigen Nutzen-Risiko-Verhältnisses, der Wahrung der Autonomie des betroffenen Kindes und dem Grundsatz des Kindeswohls sowie mehreren Rechten des Kindes: Recht auf Nichtwissen, Recht auf Anhörung, Recht auf den höchsten erreichbaren Gesundheitsstandard, Recht auf eine offene Zukunft (siehe auch [5]). Diese Problematik erhält eine zusätzliche Ebene, wenn Zufallsfunde aus der genetischen Forschung Auswirkungen auch auf Geschwister haben können. Dieser Konflikt markiert zugleich einen maßgeblichen Unterschied zur breiten Einwilligung von Erwachsenen in die Sekundärnutzung ihrer Bioproben und Daten zu genetischen Forschungszwecken. Im Fall der pädiatrischen Bioproben und daraus ggf. resultierender Zufallsfunde ergeben sich in der Regel stärkere und weitreichendere Auswirkungen nicht nur auf die Zukunft des betreffenden Kindes, sondern auch auf die seiner Geschwister und der gesamten Familie.

2. Zweistufiges Aufklärungsverfahren des DZL

In zahlreichen Studien konnte beobachtet werden, dass das Verständnis von Aufklärungs- und Einwilligungsunterlagen bei Erwachsenen nur begrenzt ist (u.a. [9]). Dies ist nicht zuletzt auch auf den situativen Kontext des Aufenthaltes in der Klinik zurückzuführen, wenn der Patient sich in Erwartung einer Untersuchung oder Behandlung befindet.

In einem solchen situativen Kontext Eltern oder Sorgeberechtigte umfassend über die möglichen Auswirkungen der Nutzung pädiatrischer Bioproben zu genetischer Forschung aufzuklären, erscheint daher mindestens diskussionswürdig.

Das zweistufige Verfahren des DZL differenziert zwischen der Aufklärung (im Rahmen des allgemeinen Basis-Broad Consents) zu genetischen Daten, die bereits im Versorgungskontext generiert wurden, und einer zusätzlichen Aufklärung zu genetischen Daten, die neu zu Forschungszwecken erzeugt werden.

2.1. Basis-Broad Consent in die Verwendung von Bioproben und zugehöriger Daten

Die erste Stufe bildet die allgemeine Aufklärung zum BC in die Nutzung von Biomaterial und Daten aus dem Behandlungszusammenhang (Basis-Broad Consent). Dieses Verfahren orientiert sich weitgehend an dem Mustertext des AKEK.

Der wesentliche Unterschied zur AKEK-Lösung liegt in der klaren Differenzierung der Herkunft der zur Forschung genutzten genetischen Daten: Im Basis-Broad Consent erfolgt die Einwilligung in die Forschungsnutzung *existierender genetischer Daten aus dem Versorgungskontext*. Es wird dabei vorausgesetzt, dass über die Konsequenzen der Generierung genetischer Daten und deren Nutzung im Rahmen der Versorgung bereits eine Aufklärung im Behandlungskontext erfolgte. Nur wenn auf dieser ersten Stufe eine Einwilligung erfolgt, werden den Sorgeberechtigten die Aufklärungs- und Einwilligungsunterlagen der zweiten Stufe vorgelegt.

2.2. Zusätzlicher Broad Consent zu genetischen Analysen zu Forschungszwecken

Die zweite Stufe bildet die Aufklärung und Einwilligung in die breite Nutzung von Bioproben und Daten für *zusätzliche genetische Untersuchungen zu Forschungszwecken*. Für diese Generierung neuer genetischer Daten wird ein gesondertes Informations- und

Aufklärungsdokument ausgehändigt. Darin wird ausdrücklich darauf hingewiesen, dass die Einwilligung in Ruhe, unter Umständen auch daheim und in Rücksprache mit der Familie, reflektiert und entschieden werden kann. Auf diese Weise verbindet das Einwilligungsmodell des DZL für pädiatrisches Biobanking Aspekte der abgestuften und der familiären Einwilligung.

In der gesonderten zweiten Aufklärung wird detailliert auf die Auswirkungen zukünftiger und derzeit unbekannter genetischer Untersuchungen eingegangen, die an den in der Biobank gesammelten Bioproben zu Forschungszwecken durchgeführt werden können. Wichtig ist dabei die Frage genetischer Zufallsfunde: Was passiert mit genetischen Forschungsergebnissen, die für das Kind gesundheitlich relevant sein könnten? Welche Auswirkungen haben solche genetischen Forschungsergebnisse möglicherweise auf die Zukunft, nicht nur des Kindes, sondern auch die seiner Geschwister und der ganzen Familie?

Am Anfang des Dokuments wird erläutert, was Zusatzfunde sind und wie sie in der Forschung zustande kommen können. Es wird darauf hingewiesen, dass es sich hier um extrem seltene Ergebnisse handelt [10]. Entscheidend ist, den Sorgeberechtigten zu verdeutlichen, welche Mitteilung die Familie unter welchen Bedingungen auf welchem Kontaktwege erreicht: Die Mitteilung über das Vorhandensein eines Zusatzfundes erfolgt nur unter Hinzuziehung eines Humangenetikers und auch nur dann, wenn sich ein dringender Verdacht auf eine schwerwiegende, bisher möglicherweise nicht erkannte Krankheit ergibt, die behandelt oder deren Ausbruch durch aktuelle oder zukünftige Therapieansätze verhindert werden könnte.

Ausdrücklich wird auf drei Aspekte hingewiesen, um einem falschen Gefühl von Sicherheit vorzubeugen: (a) Die Beurteilung möglicher Auffälligkeiten erfolgt nach dem derzeitigen Stand der Forschung. Individuelle Forschungsergebnisse werden nicht regelhaft auf Auffälligkeiten

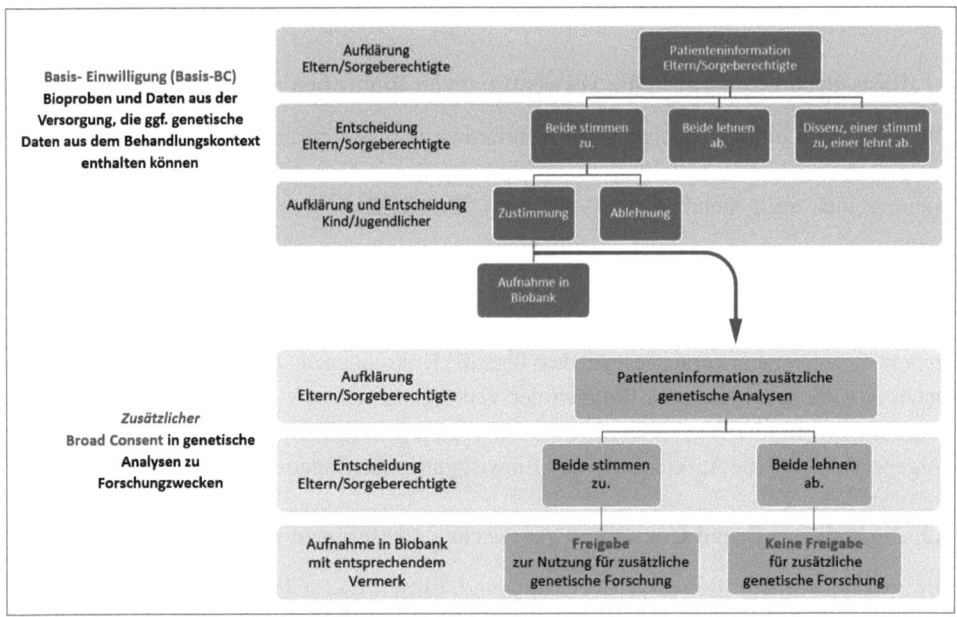

Abbildung 1. *Schema der zweistufigen Aufklärung und Einwilligung.*

untersucht und mit neuen wissenschaftlichen Erkenntnissen abgeglichen. (b) Genetische Forschungsergebnisse hängen vom Gegenstand der jeweiligen Forschungsprojekte ab, in denen sie erzielt werden. Dies ist nicht zu vergleichen mit einer gezielten Suche nach möglichen Auffälligkeiten. (c) Es ist möglich, dass die Bioproben des betroffenen Kindes überhaupt nicht für zusätzliche genetische Analysen herangezogen werden.

3. Ausblick

Von der klaren Trennung zwischen der Einwilligung in die Nutzung existierender genetischer Daten aus dem Versorgungskontext und der Einwilligung in die Generierung neuer genetischer Daten zu Forschungszwecken versprechen wir uns

1. ein besseres Verständnis des Aufklärungsgegenstands durch die betroffenen Minderjährigen und ihre Sorgeberechtigten und somit eine besser begründete „informierte" Einwilligung,

2. mehr Eindeutigkeit bezüglich der Nutzung im Use and Access-Verfahren zur Daten- und Bioprobenfreigabe,

3. eine Verringerung der Ablehnungen der immerhin undifferenzierten Forschungsnutzung genetischer Daten.

Es ist geplant, die Implementierung des Verfahrens zu pilotieren und die Umsetzbarkeit der Workflows zu evaluieren. Flankiert wird diese Evaluierung durch eine Fragebogenstudie zum Verständnis und zur Akzeptanz des Verfahrens durch die Betroffenen.

Referenzen

[1] Hens, K. et al. (2011). Risks, benefits, solidarity: a framework for the participation of children in genetic biobank research. J Pediatr.158(5): S. 842-8.
[2] Lipstein, E. A. et al. (2015). An emerging field of research: challenges in pediatric decision making. Med Decis Making. 35(3): S.403-8.
[3] Brothers, K. B. et al. (2014). Practical guidance on informed consent for pediatric participants in a biorepository. Mayo Clin Proc. 89(11): S. 1471-80.
[4] Hens, K. et al. (2011). Children, biobanks and the scope of parental consent. Eur. J. Hum. Genet. 19(7): S. 735–739.
[5] Borry, P. et al. (2014). Is There a Right Time to Know? The Right Not to Know and Genetic Testing in Children. J Law Med Ethics. 42(1): S. 19-27.
[6] Richter, G. et al. (2020), Stakeholders' attitudes and perspectives. In: Langanke, M., Erdmann, P. and Brothers, K. B. Hrsg. Secondary Findings in Genomic Research. S. 99-132, San Diego: Elsevier Inc./Academic Press.
[7] Gurwitz, D. et al. (2009). Research ethics. Children and population biobanks. Science 325: S. 818–819.
[8] Brothers, K. B. and Clayton, E. W. (2009). Biobanks: Too long to wait for consent. Science 326(5954): S. 798.
[9] Richter, G. et al. (2018). Broad consent for health care-embedded biobanking: understanding and reasons to donate in a large patient sample. Genet Med. 20(1): S. 76-82.
[10] Schuol, S. et al. (2015). So rare we need to hunt for them: reframing the ethical debate on incidental findings. Genome Medicine 7(83).

Members of the DZL-Platform Biobanking and Data Management

Rasmus HECHT[a, i, n], Till OLCHERS[b, i, n], Inga BERNEMANN[c, j, n], Thomas ILLIG[c, j, n], Jan FUGE[d, j, n], Grit BARTEN[e, j, n], Thomas MULEY[f, k, n], Marc SCHNEIDER[f, k, n], Karsten SENGHAS[f, k, n], Kadriya YUSKAEVA[f, k, n], Ina KOCH[g, n], Eva BECKER[h, n], Anne HILGENDORFF[h, n], Clemens RUPPERT[m, n], Andreas GÜNTHER[m, n], Raphael MAJEED[m, n], Mark STÖHR[m, n]

[a] *BioMaterialBank Nord, Research Center Borstel – Leibniz Lung Center, 23845 Borstel, Germany,* [b] *LungenClinic Grosshansdorf, 22927 Großhansdorf, Germany,* [c] *Hannover Unified Biobank (HUB), Medizinische Hochschule Hannover (MHH), 30625 Hannover, Germany,* [d] *Klinik für Pneumologie, Medizinische Hochschule Hannover (MHH), 30625 Hannover, Germany,* [e] *CAPNETZ, Medizinische Hochschule Hannover (MHH), 30625 Hannover, Germany,* [f] *Thoracic Hospital, University Hospital Heidelberg, University Heidelberg, 69126 Heidelberg, Germany,* [g] *Asklepios Biobank for Lung Diseases, 82131 Gauting, Germany,* [h] *Institute of Lung Biology and Disease and Comprehensive Pneumology Center with the CPC-M bioArchive, Munich, Germany,* [i] *Airway Research Center North (ARCN),* [j] *Biomedical Research in Endstage & Obstructive Lung Disease (BREATH),* [k] *Translational Lung Research Center Heidelberg (TLRC),* [l] *Comprehensive Pneumology Center Munich (CPC-M),* [m] *Universities of Giessen and Marburg Lung Center (UGMLC),* [n] *German Center for Lung Research (DZL)*

Digitale Lehr- und Lernmethoden im Medizinstudium – vom Podcast bis zum Serious Game

Tobias RAUPACH[a,1]

[a] *Institut für Medizindidaktik, Universitätsklinikum Bonn*

Zusammenfassung. Beflügelt durch die coronabedingten Kontaktbeschränkungen wurden digitale Lehr- und Lernangebote im Medizinstudium seit dem Sommersemester 2020 massiv ausgebaut. Hierbei standen neben datenschutzrechtlichen Fragen anfangs vor allem Aspekte der technischen Machbarkeit im Mittelpunkt; didaktische Überlegungen hatten hier nicht immer die gleiche Priorität. Dabei finden sich in der Literatur der vergangenen Jahrzehnte durchaus klare Hinweise darauf, welche digital-gestützten Interventionen wirksam sind – und welche eher nicht.

In diesem Vortrag werden anhand einiger Beispiele und mit Bezug zur lernpsychologischen Literatur Gelingensbedingungen digitaler Lehre diskutiert. Unter anderem kommen dabei Podcasts und TED-Systeme zur Sprache. Ausgehend von der retrieval hypothesis werden Daten zur Effektivität wiederholter digital-gestützter Prüfungen zum Thema „Klinische Entscheidungskompetenz" präsentiert. Zudem wird am Beispiel einer virtuellen Notaufnahme das Potential von Spielanwendungen in der Lehre (Serious Games) dargestellt.

Aktuelle Daten zeigen, dass spezifische Studierendengruppen vom Einsatz digitaler Elemente in der Lehre profitieren, dass zugleich aber auch andere Gruppen potentiell benachteiligt werden. Mögliche Ursachen und Gegenmaßnahmen sollen im gemeinsamen Diskurs mit den Teilnehmenden erörtert werden.

---

1 Corresponding Author.

Digitales Wissensmanagement am Beispiel der NAPKON-Studie
Digital knowledge management within the NAPKON study

Maike TAUCHERT[a,1], Inga BERNEMANN[b], Andrea KÜHN-STEVEN[a],
Verena KOPFNAGEL[b], Sonja KUNZE[a], Thomas ILLIG[b], Gabriele ANTON[a]
on behalf of the NAPKON Biosample Core Unit

[a] *Helmholtz Zentrum München, Institute of Epidemiology, Munich, Germany,* [b] *Medizinische Hochschule Hannover, Hannover Unified Biobank, Hanover, Germany, NAPKON Biosample Core Unit:* [a] *Munich site;* [b] *Hanover site*

Zusammenfassung. Die Kontaktbeschränkungen während der Corona-Pandemie haben es erforderlich gemacht, neue Wege im Rahmen des Wissensmanagements zu beschreiten. Innerhalb vom Nationalen Pandemie Kohorten Netz (NAPKON), einer deutschlandweiten Plattform zur Erforschung von Covid-19 unter Einbeziehung aller Universitätsklinika, bedeutete dies für den Bioprobenkern, dass essentielle Inhalte zur Bioprobengewinnung und -verarbeitung ausschließlich digital zur Verfügung gestellt werden können. Hierfür wurde ein Konzept zur Organisation und Durchführung von Online-Schulungen erarbeitet und erfolgreich umgesetzt. Zudem wurde ein niederschwelliges Support-Angebot für individuelle Anfragen durch ein digitales Helpdesk bereitgestellt. Darüber hinaus wurden interne Audits, die aufgrund der pandemischen Lage ebenfalls als Remote-Audits durchgeführt werden mussten, von den Auditor:innen genutzt, um erforderliches Wissen an die am NAPKON beteiligten Mitarbeitenden zu vermitteln. Trotz gewisser Limitationen dieser digitalen Angebote aufgrund der eingeschränkten persönlichen Interaktion haben sich diese in der immer noch anhaltenden pandemischen Situation als äußerst effektiv, universell einsetzbar und kostengünstig erwiesen und können daher auch außerhalb von Pandemiezeiten sinnvoll weiter genutzt werden.

Schlagwörter. Wissensvermittlung, Online-Schulung, Helpdesk, Remote-Audit

English Version

Abstract. The contact restrictions during the Corona pandemic made it necessary to break new ground in knowledge management. Within the National Pandemic Cohort Network (NAPKON), a Germany-wide platform for Covid-19 research involving all university hospitals, this meant for the Biosample Core Unit that essential content for biosample collection and processing could only be made available digitally. For this purpose, a concept for the organisation and implementation of online training was developed and successfully implemented. In addition, a low-threshold support offer for individual enquiries was provided by a digital helpdesk. Moreover, internal audits, which also had to be conducted remotely due to the pandemic situation, were used by the auditors to impart the necessary knowledge

---

1 Corresponding Author.

to the staff involved in NAPKON. Despite certain limitations of these digital offerings due to limited face-to-face interaction, they have proven to be extremely effective, universally applicable and inexpensive in the still ongoing pandemic situation, and can therefore continue to be used meaningfully outside of pandemic times.

Keywords. Knowledge transfer, online training, helpdesk, remote audit

Initial situation due to the Corona pandemic

The Corona pandemic has turned the world upside down since spring 2020 and continues to keep it on tenterhooks. Framework conditions for professional cooperation that had been established for decades could no longer be maintained as usual and had to be redefined. Due to the exceptional pandemic situation, this change had to be implemented in a very short time in a large number of work areas and required the massive use of digital tools in order to be able to maintain collaboration between colleagues and within teams.

Due to the ongoing Corona pandemic, the German National Pandemic Cohort Network (NAPKON) was initiated in July 2020 as part of the Network University Medicine (NUM). This network bundles the Covid-19 research activities of all German university hospitals as well as some non-university hospitals and general practitioners. The aim is to establish a high-value patient cohort for deep disease phenotyping of Covid-19 by collecting comprehensive clinical data, imaging data, and biosamples within the framework of three cohort platforms. The cohort platforms are supported by four infrastructures: the Interaction Core Unit, the Epidemiology Core Unit, the Integration Core Unit, and the Biosample Core Unit (BCU).

The role of the Biosample Core Unit in the NAPKON study

In this Germany-wide study, the BCU is responsible for setting up a harmonized biobank platform involving all participating project partners with the aim of obtaining high-quality biosamples for scientific research.

To achieve this, it was first necessary to define the basic biosample set for the NAPKON study and then to write a detailed manual with standard operation procedures (SOPs) for the standardized and quality-controlled collection, processing, storage, and documentation of biosamples. After review and approval by the head and deputy head of the BCU, this SOP manual was sent to the responsible staff in the university hospitals and the associated biobanks via a corresponding e-mail distribution list. In addition, the SOP manual was made available for download on the website of the German Biobank Node (GBN) [1].

The implementation of the specifications of the SOP manual and the documentation in the central laboratory information and management system (LIMS) as uniformly as possible by all participating sites was considered essential for the collection of high-quality biosamples. Thus, it was clear from the beginning that comprehensive training of all those involved was mandatory. At the beginning of the project, the BCU planned to conduct the training of the SOP manual as a face-to-face event at all participating sites. If necessary, the spatial proximity of some locations to each other would have made it possible to bundle training dates. Nevertheless, the personnel and time required would have been immense. Furthermore, the pandemic situation and the associated contact and travel restrictions made the planning and organization of such onsite training considerably more difficult. However, the Corona pandemic acted as a driver of digitalization, and for many workers, including us as a BCU with two participating locations in Hanover and Munich, the use of video conferencing tools has become routine. This opened up completely new possibilities for us in terms of planning and organizing the SOP manual training.

Online training as a tool for knowledge transfer during the pandemic

Due to the ongoing pandemic situation, we then decided within the BCU to move away from face-to-face training and instead offer online training via a video conferencing tool. This allowed an almost unlimited number of participants to be present at the training simultaneously, as well as a Q&A session afterward in which all those dialed in could participate equally and the information provided could be made available to all participants at the same time. Classic Microsoft PowerPoint presentations were created to convey the content of the online training. These were developed in an iterative process involving several members of the BCU. Great importance was attached to the comprehensibility and clear presentation of the content.

Since the training content on the SOP manual was very comprehensive, the BCU decided to divide the presentation into several thematic parts and to have these presented by different speakers according to their personal experience and expertise. This reduced the monotony that may prevail with a single speaker and increased the attention of the audience. To ensure that the online training ran as smoothly as possible, the individual speakers recorded the various parts of the presentation in advance. This also made it possible to discuss parts of the presentations again within the BCU and to re-record them if necessary. The individual video parts were combined into an overall video that was played during the online training. This prevented typical technical problems, e.g. with the playback of the presentation slides and the audio when switching between different speakers. It also proved to be very advantageous to know in advance the time required to play the recording and thus to be able to set an appropriate time frame for the online training. This was particularly important in order not to keep the clinic staff, who were very busy during the pandemic, away from their actual activities for longer than necessary. Moreover, this gave the speakers time during the online training to deal with the participants' questions from the chat in the meantime. In order to structure the subsequent Q&A session as efficiently as possible, the BCU used an agile Kanban board (Trello [2]). On this, BCU employees sorted incoming questions from the participants by topic and prepared internally agreed answers during the online training, which was attended by 113 people. Thus, at the beginning of the Q&A session, the questions already received could first be answered in a structured way before there was room for further, direct questions to the BCU. Questions that could not be answered directly due to internal clarification needs within the BCU were collected and answered afterwards. Subsequently, the answers were made available to all participants of the online training by e-mail. Frequently recurring questions from the online training were compiled in the form of a Frequently Asked Questions (FAQ), which was made available on the GBN website [3].

The entire online training including the Q&A session was recorded and published on the GBN website together with the presentation slides for further self-training. Based on the feedback received from the internal audits of the BCU, this offer was highly appreciated and frequently used; especially by staff from sites that joined the NAPKON study at a later point in time as well as for the induction of newly appointed staff within the scope of the study. Occasionally we received feedback that the training video was even watched several times in full or in part in order to establish new processes at the site or to regularly refresh complex contents of the SOP manual.

The BCU considers the concept of implementing such an online training described above to be practicable for the organizers on the one hand and very effective in terms of imparting knowledge to a broad audience on the other. Based on this, subsequent online training of the BCU, e.g. on sample de-storage or on the pediatric module of the NAPKON study, are to be conducted in the same way.

Individual support via helpdesk

Despite the provision of the extensive and detailed SOP manual and the associated online training for the NAPKON study staff involved in biosample collection and processing, there were a large number of individual questions for the BCU that needed to be answered. To address this, a helpdesk was set up that could be reached via e-mail to a functional address. The BCU stipulated that all requests should be answered as soon as possible, but within five working days at the latest. A collaborative Kanban board (Trello) was used to structure the processing of requests, including tracking of the processing status. Many requests were also discussed in the weekly team meetings of the BCU before being answered, and additional expertise was obtained from external parties if necessary.

In the period from October 2020 to the beginning of October 2021, 156 requests were submitted to this helpdesk. Of these, 145 requests were answered directly by the BCU. 11 requests were forwarded to the relevant contact persons. It should be noted that one request often resulted in multiple correspondence with the requester. The main focus was on the SOP manual (73 requests) and the documentation of biosample quality data in the LIMS (53 requests) as well as the associated local implementation of the specified processes. In particular, the defined volumes of the aliquots, the specified size of the cryotubes and the pipetting schemes to be used for documentation in the LIMS posed challenges for professional (partially) automated biobanks. Based on the requests to the BCU, it also became clear that the collection and processing of peripheral blood mononuclear cells (PBMCs) is not yet established at many sites and accordingly there were multiple open questions. Through the support of the BCU and due to the high level of willingness to establish the processes at the sites, PBMCs are now being obtained at all sites within the framework of NAPKON. Feedback received on the respective current version of the SOP manual with regard to difficulties in understanding, missing required information and/or errors was taken into account in the preparation of new manual versions (three in total so far). In addition, recurring questions to the helpdesk have been included in the FAQ.

Internal audits by the BCU

In the context of the NAPKON study, the BCU is also responsible for checking the correct implementation of the specifications made in the SOP manual for biosample collection and processing. This is done through internal audits, which are conducted as a remote/online variant due to the ongoing pandemic situation. Ten members of the BCU are active as auditors in five teams. All of them have participated in an internal online training for auditors.

The auditees at a site are given access in advance by the respective auditing team to an online questionnaire created using LamaPoll [4]. This questionnaire is to be completed by those responsible for the various fields of activity (e.g. biosample collection, processing, storage, etc.) and can be evaluated semi-automatically using an Excel macro. The auditors transfer the results into a standardised report template, which then serves as the basis for the internal audit in the form of a video conference. Since the start of the remote audits in February 2021, 28 of 32 audits have already been successfully completed. A total of 66 deviations have been identified so far and 159 recommendations have been made.

In addition to the main purpose, i.e. to check compliance with the specifications, these internal audits are also a good opportunity for the auditors to establish a connection with those responsible at the university hospitals and biobanks on site. This usually reduces the inhibition threshold for later contact in the event of questions or ambiguities arising and thus indirectly has a positive impact on the quality of the study. The BCU also sees the internal audits as an opportunity to clarify open questions on the part of the auditees in a confidential conversation and, if needed, to impart necessary (background) knowledge in an uncomplicated manner.

Summary and outlook

As part of the NAPKON study, the BCU established a pandemic-related procedure for organising and conducting online trainings with the aim of imparting knowledge, based on the use of videoconferencing tools, video recordings and a collaborative Kanban board. In addition, the sites received individual support by answering requests they submitted to the helpdesk. The helpdesk was and is used intensively and the answers to recurring questions are made available to all in the form of a FAQ on the GBN website. If necessary, the BCU's internal audits also served to impart knowledge in a confidential setting.

The BCU's experience to date with the knowledge management and transfer services described above can be seen as thoroughly positive. Imparting the required knowledge to a large group of participants was effective and, as no travel of speakers to the different locations was required, very cost-efficient. In particular, the possibility of providing the training content in the form of videos and presentation slides afterwards has proven to be very advantageous with a steadily growing group of staff in NAPKON.

All of the services established by the BCU can be used universally and can thus be used again in future studies of the NUM within the clinical study platform NUKLEUS. The BCU's contact to all German university hospitals and the corresponding biobanks, which was established within the framework of NAPKON, is also considered particularly valuable for this purpose.

Even if digital tools in many cases can certainly not replace personal contact, we think that the digital services presented here can also be used meaningfully outside of pandemic times.

Referenzen

[1] Geschäftsstelle German Biobank Node. German Biobank Node bbmri.de.
https://www.bbmri.de/covid-19/nationales-pandemie-kohorten-netz/bioprobensammlung/
Letzter Zugang: 2021-10-07.

[2] Atlassian. Trello. https://trello.com Letzter Zugang: 2021-10-07.

[3] Geschäftsstelle German Biobank Node. German Biobank Node bbmri.de.
https://www.bbmri.de/covid19/nationalespandemiekohortennetz/antwortenaufhaeufiggestellte-fragen/
Letzter Zugang: 2021-10-07.

[4] LamaPoll. *https://www.lamapoll.de* Letzter Zugang: 2021-10-07.

Biobanking spielerisch erklären
Explaining biobanking in a playful way

Daniel P. BRUCKER[a,1], *Petra I. PFEFFERLE*[b], *Ronny BABER*[c], *Johanna SCHILLER*[d], *Sara Y. NUSSBECK*[e]

[a] *Interdisciplinary Biobank and Database Frankfurt (iBDF), University Hospital Frankfurt,* [b] *Comprehensive Biobank Marburg (Member of the German Lung Research Center DZL), Medical Faculty Philipps-University Marburg,* [c] *Leipzig Medical Biobank, University Leipzig, Leipzig, Germany, Institute of Laboratory Medicine, Clinical Chemistry and Molecular Diagnostics, University of Leipzig Medical Center, Leipzig, Germany,* [d] *German Biobank Node,* [e] *University Medical Center Göttingen, Central Biobank UMG*

Zusammenfassung. Studierende sind die Forscher der Zukunft und sollten daher die Grundprinzipien des Biobankings kennen. Als eine alternative Lehrmethode zu sonst üblichen Vorlesungen und Seminaren wurde ein Brettspiel-Format ins Auge gefasst. Dafür wurden zum einen die zu erlernenden Grundprinzipien des Biobankings und zum anderen mögliche einfach zu erlernende Spiele analysiert. Die Wahl fiel auf „Der Mysteriöse Wald" verlegt von iello. Die Lizenzfrage wurde mit dem Herausgeber des ursprünglichen Spiels diskutiert. Auf Basis dieser Methodik wurde das Spiel auf das Biobanking adaptiert, unter den Spieleentwicklern testweise gespielt und weiter optimiert. Die nächsten Schritte sind die Entscheidungen zur Herstellung und zum finalen Design. Das Biobankenspiel stellt eine praktische Ergänzung des bereits existierenden German Biobank Node Onlinekurses „Biobanken – Theorie und Grundlagen" dar, welcher bereits erfolgreich in drei Masterstudiengänge in Leipzig, Göttingen und Hannover integriert werden konnte.

Schlagwörter. Biobankspiel, kooperatives Spiel, Education

Abstract. Students are the researchers of the future and should therefore know the basic principles of biobanking. As an alternative teaching method to otherwise common lectures and seminars, a board game format was considered. For this purpose, on the one hand, the basic principles of biobanking to be learned and on the other hand, possible easy-to-learn games were analyzed. The choice fell on "The Mysterious Forest" published by iello. The licensing issue was discussed with the publisher of the original game. Based on this methodology, the game was adapted to biobanking, test played among game developers, and further optimized. The next steps are the decisions on the production and the final design. The biobank game is a practical addition to the existing German Biobank Node online course "Biobanks – Theory and Fundamentals", which has already been successfully integrated into three master's programs in Leipzig, Göttingen, and Hannover.

Keywords. Biobanking game, cooperative game, education

---

1 Corresponding Author.

Externe Qualitätssicherung des Biobankings von mononukleären Zellen aus peripherem Blut: Design und Erkenntnisse der GBN-Pilotstudie 2020
External quality assurance of peripheral blood mononuclear cell biobanking: design and findings of the GBN pilot study 2020

Gunter WOLF [a,1], Christiane HARTFELDT [b], Heidi ALTMANN [c], David POITZ [a,c]

[a] *Institut für Klinische Chemie und Laboratoriumsmedizin, Universitätsklinikum Carl Gustav Carus Dresden,*
[b] *German Biobank Node (GBN), Charité – Universitätsmedizin Berlin,* [c] *Dresden Integrated Liquid Biobank (DILB), BioBank Dresden (BBD)*

Zusammenfassung. Mononukleäre Zellen aus peripherem Blut (PBMC) spielen eine wichtige Rolle im menschlichen Immunsystem. Das Biobanking von PBMC ist von immenser Bedeutung für die immunologische Forschung und klinische Studien. Es umfasst eine Abfolge zahlreicher qualitätsbeeinflussender Schritte (z.B. Blutentnahme, Transport, Isolation, Kryokonservierung, Lagerung). Gerade im Kontext multi-zentrischer Probensammlungen sind übergreifende externe Qualitätssicherungsmaßnahmen besonders wichtig, um vergleichbare und gebrauchstaugliche PBMC für spätere Forschungszwecke bereitstellen zu können.

In diesem Zusammenhang haben wir im Jahr 2020 eine multi-zentrische Pilotstudie zum PBMC-Biobanking im Rahmen des Biobanken-Netzwerks des German Biobank Node (GBN) initiiert, organisiert und durchgeführt. Der Versuchsaufbau simulierte Aspekte des kompletten Biobanking-Prozesses von der Probenentnahme bis zur Kryokonservierung. Den Teilnehmern wurden einheitliche Blutproben zur PBMC-Isolierung nach lokalen Verfahren zur Verfügung gestellt. Der Probentransport wurde unter vollständiger Temperatur- und Zeitüberwachung durchgeführt. In den zurückgeschickten kryokonservierten PBMC-Proben wurden im Hämatologieautomaten (Sysmex XN9000) die Zellzahlen und -anteile inkl. Leukozytendifferenzierung und im Durchflusszytometer (BD FACSLyric) die Vitalität und der Immunphänotyp (T-, B-, NK-Zellen, aktivierte Lymphozyten) untersucht.

In diesem Beitrag stellen wir den Aufbau und die wichtigsten Ergebnisse der Pilotstudie vor und diskutieren ausgewählte Faktoren, die die Qualität des PBMC-Biobankings beeinflussen können. Hierbei zeigte die Pilotstudie eine deutliche Abhängigkeit der Ergebnisse von der Zeit bis zur Verarbeitung. Außerdem kann die Temperatur während des Transports

---
1 Corresponding Author.

und die Bestimmungsmethode der Vitalität die Ergebnisse beeinflussen. Insgesamt war die Ergebnis-Variabilität zwischen den Biobanken höher als innerhalb einzelner Biobanken.

Zusammenfassend zeigt die Pilotstudie das Potential und die Machbarkeit eines nationalen Qualitätssicherungsprogramms zur umfassenden Beurteilung der Leistungsfähigkeit des Biobankings von PBMC auf. Es sind jedoch weitere Untersuchungen erforderlich, um zusätzliche Parameter zur Qualitätsbeurteilung (z.B. PBMC-Funktionalität) zu prüfen und zu etablieren.

Schlagwörter. Externe Qualitätssicherung, PBMC

English Version

Abstract. Peripheral blood mononuclear cells (PBMC) are important players in the human immune system. The biobanking of PBMC is of extraordinary importance for immunological research and clinical studies. It involves a sequence of numerous quality-affecting steps (e.g., blood collection, transport, isolation, cryopreservation, storage). Especially in the context of multi-center sample collections, overarching external quality assurance measures are particularly important for providing comparable and fit-for-purpose PBMC samples for subsequent research.

In this context, we initiated, organized, and conducted a multi-center pilot study on PBMC biobanking within the biobanking network of the German Biobank Node (GBN) in 2020. The study design simulated aspects of the complete biobanking process from sample collection to cryopreservation. Participants were provided with uniform blood samples for PBMC isolation according to local procedures. Sample transport was performed under complete temperature and time monitoring. Returned cryopreserved PBMC samples were examined for cell counts and percentages including leukocyte differentiation using an automated hematology analyzer (Sysmex XN9000) and viability and immunophenotype (T-, B-, NK-cells, activated lymphocytes) using a flow cytometer (BD FACSLyric).

Here we present the design and main findings of the pilot study and discuss selected factors that may influence the quality of PBMC biobanking. The pilot study showed a clear dependence of the results on time to processing. Furthermore, the temperature during transport and method of viability determination can influence the results. Overall, the variability of results between biobanks was higher than within individual biobanks.

In summary, the pilot study demonstrates the potential and feasibility of a national quality assurance program to assess PBMC biobanking proficiency comprehensively. However, further work is needed to test and establish additional parameters for quality assessment (e.g., PBMC functionality).

Keywords. External quality assurance, PBMC

DiBiMeDx: Digitalisiertes Biobankung mit Metabolitenprofiling im Hochdurchsatz – Etablierung von Big-Data-Analytik zur Verbesserung von Diagnostik und Vorsorge
DiBiMeDx: High-throughput metabolite profiling for digitized biobanking – Establishment of big-data analytics to improve diagnostics and preventive medicine

Dr. Diana DRETTWAN[a, 1], Dr. Steffen HEELEMANN[a], Dr. Johannes WITTMANN[a], Dr. Roland GEYER[a], Dr. Fritz HUBER[a]

[a] lifespin GmbH, Regensburg

Zusammenfassung. Ziel des Projektes DiBiMeDx war es, in Form eines Basiskollektivs eine umfangreiche Grundlage für die sukzessive Entwicklung diagnostischer Tests zu generieren. Das Screening und die Digitalisierung von Biobankmaterial und die Analyse sämtlicher Metadaten im Big-Data Ansatz sollte dabei einen weiteren Schritt in Richtung personalisierte und digitalisierte Medizin ermöglichen. Die Koronare Herzkrankheit (KHK), als häufigste Todesursache in den Industrienationen, wurde als erste Beispielindikation adressiert und eine Verbesserung in der Vorsorge (Monitoring des Metabolitenprofils) und Diagnostik (Testentwicklung) wurde angestrebt.

Um krankheitsrelevante Biomarker und Metabolitenmuster zu identifizieren, wurde ein Basiskollektiv von 3.601 Proben (1.468 Proben mit KHK-Hintergrund und 2.113 Kontrollproben gesunder Spender) analysiert und digitalisiert. Fokussiert wurde auf Blutproben, die bereits lange vor einer möglichen Diagnose entnommen und eingelagert wurden und somit eine Krankheitsentstehung und -manifestation metabolisch rekonstruierbar machten.

Basierend auf diesen Daten konnte eine detaillierte Untersuchung des Zusammenhangs zwischen Lagerung, Lagerungsdauer und Metabolitenkonzentrationen ermöglicht werden. Außerdem wurde das Kollektiv genutzt, die Auswirkungen von Geschlecht und Alter auf den Metabolismus zu analysieren. In den Metabolitenprofilen wurden Strukturen identifiziert, welche das Potential haben, das Verständnis der KHK signifikant zu verbessern.

Abschließend wurde der Datensatz und die Ergebnisse aus DiBiMeDx verwendet um zwei Modelle zu entwickeln. Eines, welches männliche KHK-Patienten von Gesunden unterscheidet

---
1 Corresponding Author.

und eines zur Diagnose der Dreigefäßkrankheit, einer spezifischen und schwerwiegenden Form der KHK.

Das Projektergebnis bildet die Grundlage für die Entwicklung diagnostischer Methoden, die es erlauben, die Gesamtsituation eines Menschen kostengünstig zu erfassen. Große Datenkollektive und eine robuste, effiziente analytische Methode zur Generierung von umfangreichen Metabolitenprofilen sind entscheidend um die Komplexität aus genetischen und Umweltfaktoren aufzulösen. lifespin hat daher mittlerweile über 100.000 individuelle Metabolitenprofile erstellt und nutzt die Grundlagen aus DiBiMeDx um in einem breiten Kooperationsnetzwerk der Diagnostik der Zukunft den Weg zu bereiten.

Gefördert wurde das Vorhaben vom Bayerischen Staatsministerium für Wirtschaft, Landesentwicklung und Energie.

Schlagwörter. Liquid Biopsy, Metabolomics, Digitalisierung, Big-Data-Analysen, Diagnostische Tests

English Version

Abstract. The project DiBiMeDx was to generate a comprehensive base for the successive development of diagnostic tests in the form of a base collective. The screening and digitization of biobank materials and the investigation of all related metadata in a big data setting should provide a step further towards personalized medicine and digital healthcare. Coronary heart disease (CHD), as the most frequent cause of death in the industrial nations, was addressed as the first example indication and an improvement in prevention (monitoring of the metabolite profile) and diagnostics (test development) was subjected.

To identify disease-relevant biomarkers and metabolite patterns, a base collective of 3,601 samples (1,468 with CDH background and 2,113 control samples from healthy donors) were analyzed and digitized. The actual focus was on blood samples that were collected and stored long before a possible diagnosis was made, thus making the development and manifestation of a disease metabolically recoverable.

Based on these data, a detailed investigation of the relationship between storage, storage duration, and metabolite concentrations was made possible. In addition, the collective was used to analyze the effects of gender and age on metabolism. Furthermore, structures were identified in the metabolite profiles that have the potential to improve the understanding of CHD significantly.

Finally, the data set and results from DiBiMeDx were used to develop two models. One distinguishes male CHD patients from healthy individuals and one to diagnose three-vessel disease, a specific and severe form of CHD.

The project results form the basis for developing more diagnostic methods that allow an individual's overall situation to be assessed cost-effectively. Large data collectives and a robust, efficient analytical way to generate comprehensive metabolite profiles are critical to resolve the complexity of genetic and environmental factors. Therefore, lifespin has recorded more than 100.000 individual metabolite profiles today and uses the basic results from the project DiBiMeDx to pave the way for the diagnostics of the future.

The project was funded by the Bayerische Staatsministerium für Wirtschaft, Landesentwicklung und Energie.

Keywords. Liquid Biopsy, Metabolomics, Digitalization, Big Data Analyses, Diagnostic Tests

1. Aufgabenstellung und Ziel

Durch digitalisierte und personalisierte Medizin könnten Diagnosen frühzeitig gestellt und Krankheiten oft von vornherein vermieden werden. Wenn Patienten eine patientenzentrierte Gesundheitsversorgung mit dem Fokus auf angemessene Grundversorgung und präventive Maßnahmen erhalten würden, wäre dies nicht nur eine enorme Unterstützung und Verbesserung des aktuellen Gesundheitssystems, sondern es könnten so auch die Kosten in diesem Bereich reduziert und vielen Menschen frühzeitig geholfen werden. So kann eine frühere Intervention den Schweregrad der Indikation und somit auch die Behandlungskosten senken.

Die lifespin GmbH verfolgt u.a. das Ziel, Krankheiten patientenindividuell frühzeitig zu diagnostizieren und zu begleiten. Das Projekt DiBiMeDx ist ein Baustein dieses laufenden Wandels von Sickcare zu Healthcare.

Gesamtziel des Projektes DiBiMeDx war es, das Informationspotenzial von bereits vorliegendem Probenmaterial aus der Biobank des Blutspendedienstes (BSD) digital zu erfassen und die Verfügbarmachung der qualitativ hochwertigen Metadaten voranzutreiben. Dies betrifft insbesondere Blutproben, die bereits lange vor der Diagnose entnommen und eingelagert wurden. Diese Proben erlauben es, eine Krankheitsentstehung und -manifestation metabolomisch zu rekonstruieren. Solche Proben sind selten und damit für die Wissenschaft und Gesellschaft von unschätzbarem Wert. Durch die Kooperation von Blutspendedienst und lifespin sollte die Digitalisierung dieser Proben und die Analyse sämtlicher Metadaten im Big-Data-Ansatz gelingen und somit ein weiterer Schritt in Richtung personalisierte und digitalisierte Medizin unternommen werden.

Im Projekt wurde darauf basierend die häufigste Todesursache in den Industrienationen, die Koronare Herzkrankheit (KHK) als Beispielindikation adressiert, und gleichzeitig wurden umfangreiche Grundlagen für die sukzessive Entwicklung weiterer Tests zur Vorsorge und Diagnose anderer Indikationen gelegt. Ein Basiskollektiv aus Proben, Metabolitendaten und Metainformation bildete dafür einen gesellschaftlichen Querschnitt statistisch relevant ab und wurde Grundlage für bisher nicht mögliche Korrelationsstudien.

Eine Grundlage des Projektes war das innovative Konzept der Biobank der Blutspender, dass die beim Blutspendedienst zu Nachuntersuchungszwecken gelagerten Blutproben und Daten nach der erforderlichen Aufbewahrungsfrist nicht verworfen werden, sondern mit Einverständnis der Blutspender für Forschungsprojekte genutzt werden können. Da bei jeder regulären Blutspende ohnehin Blutproben gewonnen werden, die dazu dienen, das gespendete Blut auf Blutgruppen und Infektionskrankheiten zu testen, und anamnestische Daten erhoben werden, die dazu dienen, den Spender und den Empfänger von Blutprodukten vor gesundheitlichen

Risiken zu schützen, fallen weder zusätzliche Belastungen noch Aufwände an. Auch Blutspender, die aus Krankheitsgründen nicht mehr Blut spenden dürfen, können an der Biobank teilnehmen. Aktuell umfasst die Biobank des Blutspendedienstes Proben und Daten von über 70.000 Teilnehmern, darunter Proben von knapp 7.500 erkrankten Spendern, die vor der Diagnose der Erkrankung entnommen wurden. Somit können mehrere Blutproben einer Person untersucht werden, die entnommen und eingelagert wurden, bevor eine Krankheit festgestellt wurde und der Patient entsprechender Medikation oder Umstellung seiner Lebensgewohnheiten unterworfen war. Im Durchschnitt stehen pro Biobankteilnehmer zwei serielle Proben pro Jahr zur Verfügung. Dieser moderne Ansatz eignet sich besonders für die Erforschung von Merkmalen, die mit der Entstehung und dem progredienten Verlauf einer Erkrankung einhergehen und um wichtige Erkenntnisse zum optimalen Zeitpunkt einer prädiktiven Diagnostik zu erhalten. Darauf basierend wäre auch ein mindestens halbjährliches Screening und eine Vorsorgemöglichkeit für die bisher wenig beachtete Bevölkerungsgruppe der 18–72-jährigen gesunden Blutspendenden möglich. Der Blutspendedienst könnte damit seine wichtige und aktive Rolle im Gesundheitswesen weiter festigen.

Um nun krankheitsrelevante Biomarker und Metabolitmuster in Biobank-Probenmaterial zu identifizieren, bietet sich Metabolomics als Schlüsseltechnologie für die Erkennung kleiner Moleküle an. Während bei der klassischen Analytik nur die absolute Konzentration einzelner Stoffwechselverbindungen bestimmt wird, erlaubt der ungerichtete Ansatz die Quantifizierung aller reproduzierbar erfassbaren Metabolite. Hierbei kann NMR seine Vorteile bezüglich geringen Aufwands für Probenvorbereitung, Schnelligkeit und absoluter Quantifizierbarkeit ausnutzen. Dies wurde durch die Fortschritte im Bereich hochdurchsatzfähiger NMR-basierter Technologien in Kombination mit Big-Data-Analysen möglich. Die Technologie ist damit auch für die Untersuchung von KHK-Biomarkern geeignet [1, 2]. Im internationalen Kontext und auf akademischer Ebene haben z. B. finnische Projekte die Skalierbarkeit und den Nutzen des NMR-Einsatzes für die Epidemiologie zeigen können [3, 4]. Liu et al. [5] konnte bereits an einer kleinen Studiengruppe (15 Gesunde, 13 Erkrankte) elf Biomarker identifizieren, die eine Korrelation zwischen Plasmakonzentration und KHK-Risiko aufweisen. In den USA werden KHK-Vorsorge-Bluttests schon in den Versorgungszentren angeboten [6, 7].

lifespin hat mit Hilfe modernster NMR-Analysetechniken Abbilder des menschlichen Stoffwechsels in einer sehr hohen Genauigkeit erzeugt, um die Gesamtsituation eines Menschen schnell, genau und kostengünstig zu erfassen. Im Projekt wurden damit viele Daten für einen Menschen, für viele Menschen und für viele Zeitpunkte erfasst, und damit wird durch Big-Data-Analysen das Zeitalter der personenindividuellen Medizin betreten. Dadurch wird dem immer stärker vom Gesundheitswesen artikulierten Wunsch nach einer deutlich mehr auf die individuellen Voraussetzungen des einzelnen Menschen zugeschnittenen Vorsorge und Therapie begegnet.

Eine Koronare Herzkrankheit (KHK) frühzeitig zu erfassen, ist im klinischen Alltag nicht einfach. Verengungen der Herzkranzgefäße lassen sich zwar durch Koronarangiographie nachweisen, dies ist jedoch ein aufwändiges und invasives Verfahren [8]. Die Leitlinien empfehlen daher in den meisten Fällen eine individuelle Analyse aller Risikofaktoren, die mit nichtinvasiver Diagnostik durchgeführt werden sollte [9]. Die bisherige Risikostratifizierung beruht zum Beispiel auf der PROCAM-Studie [10] zur Ermittlung des Risikos für einen Herzinfarkt innerhalb der nächsten zehn Jahre. Die im Rahmen DiBiMeDx adressierten Biomarker bzw. Biomarker-Netzwerke stellen somit eine Erweiterung und Verbesserung der diagnostischen Früherkennungsmöglichkeiten dar.

2. Ablauf des Projekts und erzielte Ergebnisse

Die Verwertung der einmaligen BSD-Ressourcen durch lifespin-Technologie wurde in drei Etappen bewerkstelligt. Zuerst erfolgten die Zusammenstellung der Probenkollektive und die zugehörige Digitalisierung der Metainformationen. Das Gesundkollektiv (2.113 Kontrollproben gesunder Spender) und die KHK-Proben (1.468 Proben mit KHK-Hintergrund) wurden definiert. Die zugehörige komplette Metainformation (Spender-, Labordiagnostik- und weitere ärztliche Informationen) wurde in ein standardisiertes digitales Format überführt und gemeinsam mit dem Probenmaterial lifespin zur Verfügung gestellt.

In Arbeitspaket 2 entwickelte lifespin für die vorliegenden Proben ein Verfahren zur NMR-basierten Multiparameteranalytik, um standardisierte NMR-Spektren zu erhalten. Dieses wurde erfolgreich genutzt, um die vom BSD bereitgestellten Proben zu vermessen. Zur Übersetzung der spektralen Daten in Metabolitenkonzentrationen wurde eine proprietäre Software und eine zugehörige Referenz-Metabolitendatenbank entwickelt. Ergänzt wurde das System um Software zur automatisierten Prozessierung und Qualitätskontrolle der resultierenden Spektren.

Ein wichtiger Fokus lag darauf, die entwickelten Basisprotokolle soweit wie möglich zu optimieren, zu automatisieren und zu standardisieren und somit als praxistaugliches und effizientes Tool zu etablieren. Dafür mussten alle Schritte, die eine manuelle Interaktion erfordern soweit wie möglich reduziert und damit der maximale Probendurchsatz pro Tag gesteigert bzw. die Kosten pro Probe minimiert werden, um für große z. B. auch die reguläre Blutspende begleitende Screeningprogramme einsetzbar zu sein.

Neben üblichen, zu lösenden Punkten und diffizilen Prozessschritten bei der Entwicklung einer analytischen Methode barg sich die größte Herausforderung in der datenseitigen Auflösung der überlagerten Signale. Insbesondere der im Vergleich zu anderem biologischem Material sehr intensive Proteinuntergrund in Humanplasma musste mit fortgeschrittenen Algorithmen bearbeitet werden. So konnten die Metabolitenprofile robust und qualitativ hochwertig erzeugt und infolgedessen alle technischen Schwierigkeiten gelöst werden.

Die Software läuft stabil im Routinebetrieb und unterliegt einem stetigen Optimierungsprozess. Das Metabolitenprofiling mit dem zu diesem Zeitpunkt gültigen Softwareprototyp wurde durchgeführt. Damit wurden für jede Probe 66 Parameter (50 Metabolite und 16 relative Lipoproteinsubklassen) quantifiziert und ein Probendurchsatz von über 200 pro Tag erreicht.

Wichtig ist hierbei, dass die datenunabhängige Erfassung (Data-independent-acquisition – DIA), wie es die NMR-Akquisition ermöglicht, eine dauerhafte digitale Kopie einer gemessenen Probe erstellt und es ermöglicht, weitere Stoffwechseländerungen zu untersuchen, sobald neue Softwareversionen vorliegen. Dies ist ein wichtiges Plus im Vergleich zur datenabhängigen Erfassung (Data-dependent-acquisition – DDA), dem aktuellen Goldstandard für die Datengenerierung im Bereich metabolomischer Untersuchungen.

Drittens wurden alle vorhandenen Daten und Metabolitenprofile mit Machine-Learning-Verfahren und KI (Big-Data-Analyse) ausgewertet. Dabei wurden einzelne sowie kombinierte Parameter mit medizinischen Outcomes (mit Fokus KHK) korreliert, um krankheits- bzw. risikospezifische Muster der Koronaren Herzkrankheit zu identifizieren und diese in einen diagnostischen Test zu übertragen. So sollte insbesondere auch der progrediente Verlauf der Erkrankung anhand sequentieller Proben jeweils eines Spenders vor Diagnose analysiert werden, um den optimalen Zeitpunkt für eine prädiktive Diagnostik zu eruieren.

Zunächst wurden hierfür die Metadaten mit den Metabolitendaten verknüpft. Mittels statistischer Verfahren wurde der Gesamtdatensatz analysiert und schließlich mit Hilfe von Big-Data-Ansätzen erfolgreich für die Identifizierung von Biomarkern für die Koronare Herzkrankheit verwendet, sodass das maximale Potenzial von Biomarkern voll ausgeschöpft wurde. Eine Herausforderung hierbei war die komplexe Datengrundlage, welche sich etwa als simultane Manifestation verschiedener Metadaten-Parameter in den Metabolitendaten gezeigt hat und die potentiell zu falsch positiven Resultaten in der Biomarkersuche führen kann. Durch sorgfältige Analysen unter Beachtung aller relevanten Einflüsse konnten diese technischen Schwierigkeiten gelöst werden.

Alle vorliegenden und erzeugten Datensätze wurden einzeln und in Kombination statistisch ausgewertet. Zum Einsatz kamen Standardverfahren der Statistik, Machine Learning und spezielle lifespin-Methoden.

Die 3.601 Proben verteilten sich dabei auf 2.098 einzigartige Spender, von denen 199 als Fälle und 1.899 als Kontrollen klassifiziert sind. Auf Spender-Ebene (nicht Proben-Ebene) sind 6 % der Frauen und 11 % der Männer an KHK erkrankt.

Zur Einordnung der vorhandenen, metabolitenunabhängigen Metadaten wurde eine umfangreiche deskriptive Statistik durchgeführt.

Gewinnbringende Erkenntnisse wurden aus der Korrelation von Metabolitendaten und Metadaten (z.B. Geschlecht, Abnahmealter, Abnahmedatum) erhalten. Diese Erkenntnisse konnten bis hin zu Modellen weiterentwickelt werden, welche aus Metabolitendaten etwa das Geschlecht oder das Alter eines Spenders bestimmen können.

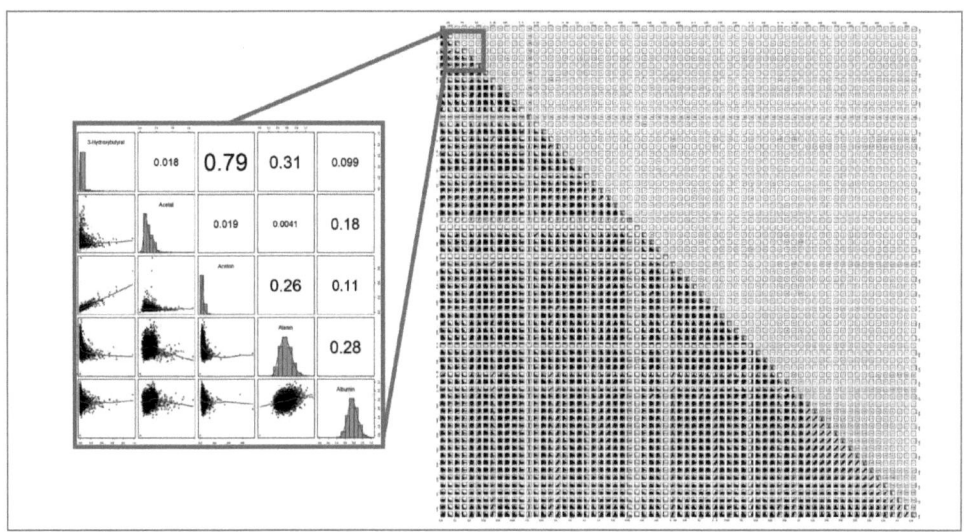

Abbildung 1. *Scatterplotmatrix der Metabolitendaten. Unteres Dreieck: Scatterplots mit LOWESS-Fits, Diagonale: Verteilung mit Density, oberes Dreieck: Korrelationskoeffizienten.*

Das Geschlecht kann mit einer AUC von 0,92 vorhergesagt werden. Hier zeigen bereits einzelne Metabolite starke Signale, wie z.B. Kreatinin, welches bei Männern im Durchschnitt erhöht ist. Die Abhängigkeit des Metabolismus vom Alter ist etwas subtiler. Hier sind auch bereits bei einzelnen Metaboliten Trends erkennbar, etwa die Abnahme der Albuminkonzentration bei steigendem Alter, jedoch wird auch eine große Streuung offenbar. Mit einem Regressionsmodell, welches die Metabolitendaten als Input erhält, konnte das Alter mit einem mittleren

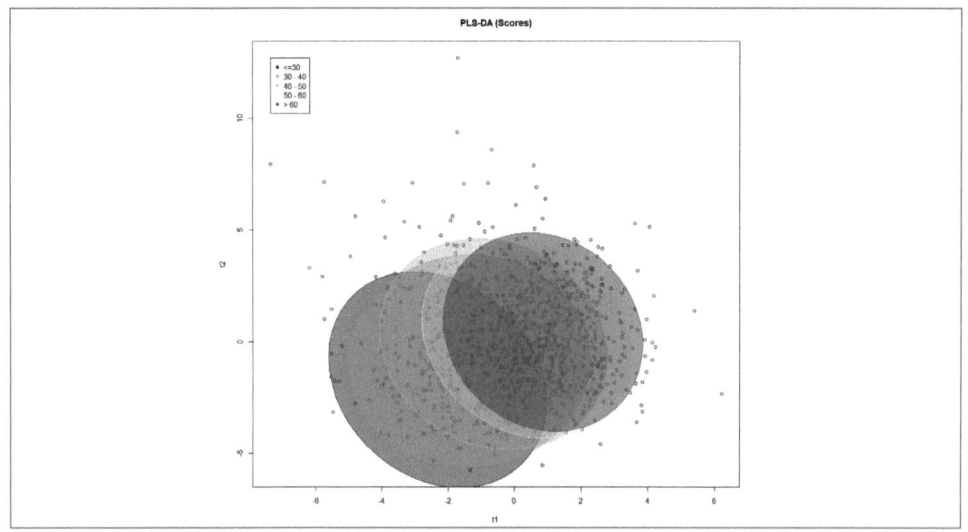

Abbildung 2. *Scores Plot mit 90%-Konfidenzellipsen für verschiedene Altersgruppen. Die Legende stellt die Altersgruppen in Jahren dar.*

absoluten Fehler (MAE) von 6,7 Jahren vorhergesagt werden. Aufgrunddessen wurde ein Zusammenhang zwischen den genannten Parametern und dem sogenannten metabolischen Alter erkannt, welches wiederum in Zusammenhang für das Risiko der Entwicklung einer KHK steht.

Durch das Projekt konnte außerdem ein umfassendes Verständnis auf die Auswirkung der Präanalytik für die korrekte Modellbildung gewonnen werden. So hat der vorliegende Datensatz eine detaillierte Untersuchung des Zusammenhangs zwischen Lagerung, Lagerungsdauer und Metabolitenkonzentrationen ermöglicht. Während manche Metabolite (z.B. Valin) stabil sind über den gesamten Abnahmezeitraum (16 Jahre), kommt es bei anderen Metaboliten (z.B. Glutamat/Glutamin) zu starken Konzentrationsverschiebungen aufgrund präanalytischer Veränderungen. Dies zeigt einerseits die Stärke von lifespins Technologie, kombiniert mit passenden Metadaten, andererseits wird sofort offenbar, dass diese Art von Informationen essentiell ist für die Bildung von korrekten Modellen.

Abschließend wurde der Datensatz und die Ergebnisse aus DiBiMeDx verwendet um zwei Modelle zu entwickeln. Eines, welches männliche KHK-Patienten von Gesunden unterscheidet (KHK-Test, AUC 0,68) und eines zur Diagnose der Dreigefäßkrankheit, einer spezifischen und schwerwiegenden Form der KHK (TVD-Test, AUC 0,8). Mit dem TVD-Test wird ein Risiko-Score für das Vorhandensein oder die Entstehung der Dreigefäßerkrankung bestimmt und ausgegeben.

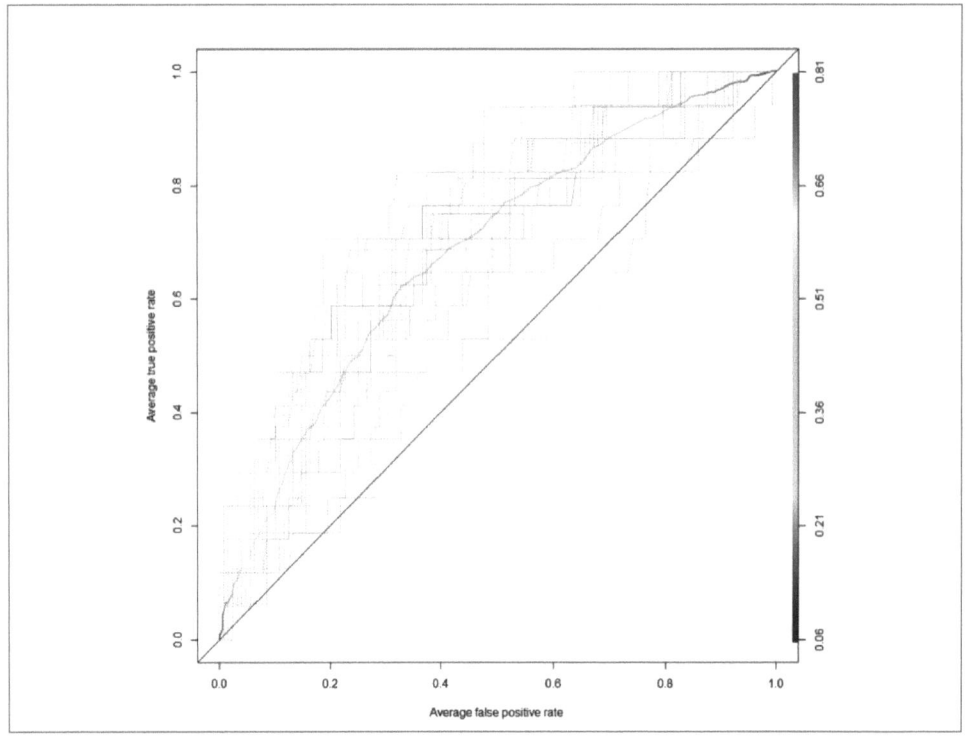

Abbildung 3. *ROC-Kurve des Prototyps zur Erkennung einer KHK bei Männern. In grau die einzelnen ROC-Kurven, farbig die mittlere ROC Kurve.*

3. Voraussichtlicher Nutzen und Ausblick

Das Projekt DiBiMeDx konnte erfolgreich methodische und datenseitige Grundlagen legen für das digitale Biobanking und einem daraus resultierenden agnostischen Ansatz für Diagnostik, Screening und Prognostik. Der Bereich KHK dient hierbei als ideales Beispiel, da die Komplexität und Vielfalt der Entstehung und Ausprägung klassische, binäre und meist hypothesengetriebene Diagnostik wenig zielführend oder aber sehr aufwändig (zeitlich und monetär) macht. Erkrankungen im Bereich KHK frühzeitig zu erfassen, ist im klinischen Alltag nicht einfach. Stenosen der Herzkranzgefäße lassen sich aktuell nur durch die aufwändige und invasive Koronarangiographie nachweisen. Ein weiterentwickelter Ansatz, der nicht schwarz-weiß agiert, sondern kontinuierliche Verläufe und Zusammenhänge sichtbar und nutzbar macht, könnte also eine hilfreiche Ergänzung für die Diagnostik darstellen. lifespin hat auf den Grundlagen von DiBiMeDx mittlerweile eine Routineangebot zur Digitalisierung von Körperflüssigkeiten entwickelt und damit eine Datenbank aus mehr als 100.000 individuellen Metabolitenprofilen aufgebaut. Darauf basierend werden die Zusammenhänge zwischen immer mehr Einflussfaktoren (analog den im Projekt adressierten: Alter, Geschlecht, Präanalytik, …) und den resultierenden metabolischen Zuständen verstanden. So bilden das Projektergebnis und die weiterführenden Aktivitäten die Grundlage für die Entwicklung diagnostischer Methoden, die es erlauben, die Gesamtsituation des Menschen kostengünstig zu erfassen und durch Abgleich mit großen Datenkollektiven zu bewerten bzw. einzuordnen. Der erste wichtige Baustein, eine robuste, effiziente analytische Methode zur Generierung von umfangreichen Metabolitenprofilen, ist realisiert und steht für Forschung, Entwicklung und Biobanking zur Verfügung. Die lifespin Datenbank wächst kontinuierlich, wird es damit ermöglichen die Komplexität aus genetischen und Umweltfaktoren immer besser aufzulösen und der Diagnostik der Zukunft den Weg bereiten.

Referenzen

[1] Brindle, J.T., Antti, H., Holmes, E., Tranter, G., Nicholson, J.K., Bethell, H.W.L., Clarke, S., Schofield, P.M., McKilligin, E., Mosedale, D.E., Grainger, D.J. (2002). Rapid and noninvasive diagnosis of the presence and severity of coronary heart disease using 1H-NMR-based metabonomics. Nature Medicine 8, 1439–1445. *https://doi.org/10.1038/nm1202-802*

[2] Rankin, N.J., Preiss, D., Welsh, P., Burgess, K.E.V., Nelson, S.M., Lawlor, D.A., Sattar, N. (2014). The emergence of proton nuclear magnetic resonance metabolomics in the cardiovascular arena as viewed from a clinical perspective. Atherosclerosis 237, 287–300. *https://doi.org/10.1016/j.atherosclerosis.2014.09*

[3] Soininen, P., Kangas, A.J., Würtz, P., Suna, T., Ala-Korpela, M. (2015). Quantitative Serum Nuclear Magnetic Resonance Metabolomics in Cardiovascular Epidemiology and Genetics. Circulation: Genomic and Precision Medicine 8, 192–206. *https://doi.org/10.1161/CIRCGENETICS.114.000216*

[4] Würtz, P., Kangas, A.J., Soininen, P., Lawlor, D.A., Davey Smith, G., Ala-Korpela, M. (2017). Quantitative Serum Nuclear Magnetic Resonance Metabolomics in Large-Scale Epidemiology: A Primer on -Omic Technologies. Am J Epidemiol 186, 1084–1096. *https://doi.org/10.1093/aje/kwx016*

[5] Liu, X., Gao, J., Chen, J., Wang, Z., Shi, Q., Man, H., Guo, S., Wang, Y., Li, Z., Wang, W. (2016). Identification of metabolic biomarkers in patients with type 2 diabetic coronary heart diseases based on metabolomic approach. Scientific Reports 6, 30785. *https://doi.org/10.1038/srep30785*

[6] Diazyme Laboratories, Inc. (2018). PLAC® Test. Diazyme Laboratories. URL *http://www.diazyme.com/liporotein-associated-phospholipase-a2-activity* Letzter Zugang 18-01-08.

[7] numares AG. (2017). lipoFIT® series. The Scientist Magazine®. URL *https://www.the-scientist.com/the-marketplace/new-test-of-lipofit-series-test-analyzes-lipoprotein-composition-32062* Letzter Zugang 18-02-18.

[8] Kacmaz, K. (2017). Biomarker: Verbesserte Früherkennungsmöglichkeiten für Koronare Herzerkrankung. *https://dgk.org/pressemitteilungen/2017-jahrestagung/2017-jt-aktuelle-pm/2017-jt-aktuelle-pm-tag2/biomarker-verbesserte-frueherkennungsmoeglichkeiten-fuer-koronare-herzerkrankung* Letzter Zugang 18-07-25.

[9] ÄZQ. (2018). Chronische KHK, Nationale VersorgungsLeitlinie (NVL) Chronische KHK. (4. Auflage). *https://www.leitlinien.de/nvl/khk* Letzter Zugang 18-02-08.

[10] Assmann, G., Schulte, H. (1988). The Prospective Cardiovascular Münster (PROCAM) study: Prevalence of hyperlipidemia in persons with hypertension and/or diabetes mellitus and the relationship to coronary heart disease. American Heart Journal 116, 1713–1724. *https://doi.org/10.1016/0002-8703(88)90220-7*

Kryokonservierte Präzisionslungenschnitte (PCLS), eine Herausforderung für das Gewebe-Biobanking

Cryopreservation of Precision cut lung slices (PCLS), a challenge in tissue biobanking

Clemens RUPPERT[a], Oleksandr GRYSHKOV[b], Vitalii MUTSENKO[b], Samira SCHWINDT[a], Biruta WITTE[c], Birgit GLASMACHER[b], Andreas GÜNTHER[1]

[a] *Universities of Gießen & Marburg Lung Center (UGMLC), Medizinische Klinik2, 35392 Gießen,* [b] *Institut für Mehrphasenprozesse, Leibniz Universität Hannover, 30823 Garbsen,* [c] *Sektion Thoraxchirurgie, Universitätsklinikum Gießen & Marburg, 35392 Gießen*

Zusammenfassung. Präzisionslungenschnitte (precision cut lung slices, PLCS) haben sich in den letzten Jahren zu einem vielgenutzten translationalen Modell zur Untersuchung der Biologie der Lunge entwickelt. In einem natürlichen dreidimensionalen Zellverbund können in der ex-vivo Gewebekultur komplexe Zell-Zell-Interaktionen von humanem Lungengewebe (Lungenbiopsien und –resektate, Lungentransplantation) untersucht werden. PCLS von explantierten erkrankten humanen Lungen sind ein wertvolles Werkzeug zur Aufklärung der Pathogenese von Lungenerkrankungen und zur Entwicklung neuer Therapieansätze geworden.

Ein großer Nachteil von PCLS ist die Verfügbarkeit von humanem Operationsgut und die Notwendigkeit einer frischen Aufarbeitung mit anschließender Kultivierung. Vor diesem Hintergrund wäre eine Kryokonservierung und anschließende Lagerung in einer Biobank wünschenswert.

In einer ersten Annäherung an das Thema Kryokonservierung wurden humane und murine PCLS in Basalmedium (DMEM/F-12 + 1% Penicillin/Streptomycin + 10% Serum) bzw. nach Zugabe der Kryoprotektiva Dimethylsulfoxid (DMSO) und Trehalose eingefroren. Mangels geeigneter Geräte erfolgte der Einfrierprozess nicht unter kontrollierten Bedingungen. Dabei erwies sich die Kombination aus 10% Vol.% DMSO und 200mM Trehalose am effizientesten im Hinblick auf Überleben (LDH-Assay, Calcein/Ethidiumbromid Färbung) und metabolische Aktivität (MTT-Assay, Lysotracker Grünfärbung) nach Auftauen und Inkulturnahme der PCLS für bis zu vier Tage.

In einem Pilotversuch unter Verwendung von PCLS aus Mauslungen werden am IMP in Hannover Einfrierprotokolle für die effiziente Kryokonservierung entwickelt. In dieser Studie werden die PCLS in Multiwell-Platten nach einer 10-minutigen Präinkubation mit

---
1 Corresponding Author.

unterschiedlichen Kryoprotektiva (10 Vol.%, DMSO, 10 Vol.% Ethylenglycol, 0.3M Saccharose und Vorbehandlung mit 0.1M Saccharose) anhand der „in air"-Methode in einem Planer Kryo 560 controlled-rate freezer mit einer Kühlrate von 1 K/Min eingefroren. Die Vitalität und Aktivität der Schnitte werden am Tag 1, 3 und 5 nach dem Auftauen mittels Lebend-Tod-Färbung und Alamar-Blau-Assay, sowie durch kryomikroskopische Analyse evaluiert.

Hierbei zeigte sich, dass die Zugabe von 0.3M Saccharose zu DMSO bzw. Ethylenglyol den Schutz des Gewebes während der Kryokonservierung erhöht und DMSO gegenüber Ethylenglykol das geeignetere CPA für PCLS ist. Eine Vorbehandlung mit 0.1M Saccharose für 20 Stunden vor dem Einfrieren zeigte einen negativen Einfluss auf die metabolische Aktivität nach dem Auftauen.

Der Pilotversuch zum kontrollierten Einfrieren zeigt, dass eine Kryokonservierung von PCLS grundsätzlich möglich ist, und dass die Effizienz durch Zugabe von 0.3M Saccharose gesteigert werden kann. Diese Ergebnisse passen gut zu den Vorarbeiten mit DMSO und Trehalose.

Schlagwörter. Gewebe Biobanking, Kryokonservierung, Precision cut lung slices

English Version

Abstract. In recent years, precision-cut lung slices (PLCS) have emerged as a useful and widely used translational model for studying the biology of the lung. This ex-vivo tissue culture system allows the analysis of complex cell-cell interactions in the human lung in its natural three-dimensional context (tissue architecture, biomechanics, and molecular composition). PCLS generated from diseased lungs (lung biopsies, surgical resections, or explanted lungs) are a valuable tool to discover pathomechanistic events and to develop new therapeutic concepts. Major drawbacks are the availability of surgical specimens and the need for instant processing with subsequent culture. Thus, cryopreservation and long-term storage of PCLS in a biobank would be preferable.

In a first attempt, we have frozen down human and murine PCLS in basal medium (DMEM/F-12 + 1% Penicillin/Streptomycin + 10% Serum) or basal medium plus the cryoprotective agents (CPAs) DMSO and trehalose. For lack of a suitable device, the freezing process occurred under non-controlled conditions. The combination of 10% (vol.) DMSO and 200mM trehalose turned out to be most efficient with regard to survival (LDH-assay, calcein/ethidium bromide staining) and metabolic activity (MTT-assay, lysotracker green staining) after thawing and culture for up to four days.

In a pilot experiment using murine PCLS, protocols for efficient cryopreservation were developed at the Institute for Multiphase Processes (IMP, Hannover). After 10 minutes preincubation with different CPAs (10 vol.%, DMSO, 10 vol.% ethylene glycol, 0.3M saccharose und pretreatment with 0.1M saccharose), PCLS were frozen in a Planer Kryo560 controlled-rate freezer using the "in air"-method at a freezing rate of 1K/min. Viability and metabolic activity were assessed at day 1, 3, and 5 after thawing by use of calcein/ethidium bromide (live/dead) staining and alamar blue assay, as well as cryomicroscopic analysis.

The addition of 0.3M saccharose to DMSO or ethylene glycol, respectively, increased the protective effect during the freezing process and DMSO turned out to be superior to ethylene glycol for PCLS. The pretreatment with 0.1M saccharose for 20 hours before starting the freezing process had a deleterious effect on metabolic activity after thawing.

The pilot experiment showed that cryopreservation of PCLS is possible and that the efficacy could be improved by the addition of 0.3M saccharose. These results nicely fit the observations of the preliminary work with DMSO and trehalose.

Keywords. Tissue biobanking, cryopreservations, precision cut lung slices

Einleitung

Lungenerkrankungen zählen mit zu den häufigsten Todesursachen weltweit [1]. Trotz neuer Behandlungskonzepte und hoher finanzieller Invesitionen in der Wirkstoffentwicklung sind die Inzidenzraten für eine Vielzahl von Lungenerkrankungen unverändert hoch und häufig mit einer schlechten Prognose verbunden. Oftmals, wie z. B. bei der idiopathischen pulmonalen Fibrose (IPF) oder der COPD, sind auch die zugrundeliegenden Pathomechanismen nicht oder nur unzureichend bekannt [2, 3]. Ein wesentlicher Faktor für den begrenzten Erfolg bei der Entwicklung neuer therapeutischer Interventionsstrategien ist der Mangel an geeigneten (Tier-) modellen. Auch *in vitro* 1D oder 2D Zellkulturmodelle sind eher ungeeignet, da komplexe Zell-Zell Interaktionen, die an der Entwicklung und Progression von Lungenerkrankungen beteiligt sind, nicht adressiert werden können.

Präzisionslungenschnitte (*precision cut lung slices,* PLCS) haben sich in den letzten Jahren zu einem vielgenutzten translationalen Modell zur Untersuchung der Biologie der Lunge entwickelt. Hierbei handelt es sich um dünne Gewebeschnitte, die in der *ex-vivo* Gewebekultur über mehrere Tage bis Wochen kultiviert werden können. PCLS enthalten in Prinzip alle Zelltypen, die auch in einer intakten Lunge enthalten sind: Epithelzellen, Endothelzellen, glatte Muskelzellen, Fibroblasten, Mastzellen, Immunzellen, Nervenzellen. Die Zellen sind biologisch aktiv, können miteinander kommunizieren und auf externe Stimuli reagieren. So können in einem natürlichen dreidimensionalen Zellverbund komplexe Zell-Zell-Interaktionen von humanem Lungengewebe (aus Lungenbiopsien, Resektionen oder Lungentransplantation) untersucht werden. PCLS von explantierten erkrankten humanen Lungen sind ein wertvolles Werkzeug zur Aufklärung der Pathogenese von Lungenerkrankungen, zur Entwicklung neuer Therapieansätze sowie zum Screening neuer Wirkstoffe geworden [4-13]. Darüberhinaus stehen PCLS vollumfänglich im Einklang mit den 3R Prinzipien zum Ersatz, der Reduktion und der Verbesserung von Tierversuchen [15].

Ein großer Nachteil von PCLS aus humanen Lungen ist die Verfügbarkeit von Operationsgut und die Notwendigkeit einer frischen Aufarbeitung mit anschließender Kultivierung. Vor diesem Hintergrund wäre eine Kryokonservierung und anschließende Lagerung in einer Biobank wünschenswert.

1. Kryokonservierung von PCLS – Erste Schritte

Bislang existieren nur wenige Publikationen, in denen frische und kryokonservierte PCLS miteinander verglichen wurden [16, 17, 18]. In allen Fällen wurden die PCLS in Medium, dem 10% DMSO als Kryoprotectivum zugesetzt wurde, mit Hilfe eines „Mr Frosty" Einfriercontainers unkontrolliert eingefroren.

In einer ersten Annäherung an das Thema Kryokonservierung wurde von uns die Effizienz von Kryoprotektiva (*cryoprotective agents,* CPA) untersucht. CPAs werden dem Einfriermedium zugesetzt und schützen die Zellen vor einer Schädigung während des Einfrierens und Auftauens, die durch intra- und extrazelluläre Eisbildung oder osmotische Veränderungen verursacht werden [19]. Murine und humane PCLS wurden in Kryoröhrchen überführt und in Basalmedium (DMEM/F-12 + 1% Penicillin/Streptomycin + 10% Serum) oder Basalmedium plus Zugabe von CPAs (10% DMSO alleine, 10%DMSO/50mM Trehalose und 10%DMSO/200mM Trehalose) eingefroren. Mangels geeigneter Geräte erfolgte der Einfrierprozess ebenfalls unter nicht kontrollierten Bedingungen mit Hilfe eines „Mr. Frosty" Einfriercontainers bei -80°C über Nacht und anschliessender Überführung der Kryoröhrchen in flüssigem Stickstoff. Nach dem Auftauen (bei 37°C im Wasserbad) und in Kulturnahme der PCLS wurde die Viabilität (LDH-Freisetzung in den Überstand, Lebend-Tod-Färbung mittels Calcein/Ethidiumbromid) und die metabolische Aktivität (MTT-Assay, Lysotracker Grünfärbung als Marker für die Surfactantproduktion in Typ-II Pneumozyten) zu verschiedenen Zeitpunkten (d1-d4) analysiert.

Im Hinblick auf Überleben und metabolische Aktivität erwies sich die Kombination auf 10% DMSO und 200mM Trehalose am effizientesten.

2. Kryokonservierung von PCLS – Entwicklung von Kryoprotokollen und kontrolliertes Einfrieren

Um die Kryokonservierung von PCLS weiter zu optimieren bzw. systematisch zu untersuchen, wurden am Institut für Mehrphasenprozesse (IMP) in Hannover in einem Pilotversuch Einfrierprotokolle für die effiziente Kryokonservierung entwickelt. In dieser Studie wurden PCLS aus Mauslungen in Multiwell-Platten nach einer 10-minutigen Präinkubation mit unterschiedlichen Kryoprotektiva anhand der „in air"-Methode in einem Planer Kryo 560 *controlled-rate freezer* mit einer Kühlrate von 1 K/Min bis -100°C eingefroren [20]. Anschliessend erfolgte die Überführung der Proben in flüssigen Stickstoff und die Lagerung bei -140°C.

Folgende Kryoprotektiva wurden verglichen:

- 10 Vol.%, DMSO
- 10 Vol.% Ethylenglycol
- 10 Vol.%, DMSO/0.3M Saccharose
- 10 Vol.% Ethylenglycol/ 0.3M Saccharose
- 10 Vol.%, DMSO/ 0.3M Saccharose + 20h Vorbehandlung mit 0.1M Saccharose
- 10 Vol.% Ethylenglycol/ 0.3M Saccharose + 20h Vorbehandlung mit 0.1M Saccharose

Nach Auftauen bei 37°C für 30 Sekunden wurden die Schnitte in Kultur genommen und an Tag 1, 3 und 5 die Viabilität und Aktivität mittels Lebend-Tod-Färbung (Calcein/Ethidiumbromid) und Alamar-Blau-Assay (Resazurin Reduktion) sowie durch kryomikroskopische Analyse evaluiert.

Hierbei zeigte sich, dass die Zugabe von 0.3M Saccharose zu DMSO bzw. Ethylenglycol den Schutz des Gewebes während der Kryokonservierung erhöht und DMSO gegenüber Ethylenglycol das geeignetere CPA für PCLS ist. Eine Vorbehandlung mit 0.1M Saccharose für 20h vor dem Einfrieren zeigte einen negativen Einfluss auf die metabolische Aktivität nach dem Auftauen.

3. Schlussfolgerung

Der Pilotversuch zum kontrollierten Einfrieren bestätigte die bereits publizierten Ergebnisse, dass eine Kryokonservierung von PCLS grundsätzlich möglich ist [16–18]. Auch hier erwies sich DMSO als ein geeignetes CPA. Darüberhinaus konnte nun gezeigt werden, dass die Effizienz durch Zugabe von 0.3M Saccharose nochmals gesteigert werden konnte. Diese Ergebnisse passen gut zu den Vorarbeiten mit DMSO und Trehalose und stellen einen wichtigen Schritt für das Biobanking von vitalem Gewebe dar.

Die Entwicklung von effizienten Einfrierprotokollen zum kontrollierten Einfrieren von Bioproben könnte auch in anderen Bereichen des Biobankings von Bedeutung sein, wie z. B. beim Einfrieren isolierter Blutzellen. Dies vor allem vor dem Hintergrund, dass der Einfrierprozess und die damit verbundenen Vorgänge wie intra- und extrazelluläre Eisbildung, osmotische Veränderungen und toxische Effekte von CPAs direkten Einfluss auf biochemische Vorgänge in der Zelle, den Elektrolythaushalt, die DNA-Integrität und epigenetische Veränderungen nehmen können [21]. Einfrierbedingungen (Kühlrate, CPAs) sind immer zellspezifisch und müssen für einen bestimmten Zelltyp ermittelt werden [20, 22].

Referenzen

[1] Organization WH. (2018). The top 10 causes of death. http://www.who.int/mediacentre/factsheets/fs310/en/

[2] Wolters PJ, Collard HR, Jones KD. (2014). Pathogenesis of idiopathic pulmonary fibrosis. Annu Rev Pathol. 9:157–79.

[3] Hogg JC, Timens W. (2009). The pathology of chronic obstructive pulmonary disease. Annu Rev Pathol 4:435–459.

[4] Viana F, O'Kane CM, Schroeder GN. (2021). Precision-cut lung slices: a powerful ex vivo model to investigate respiratory infectious diseases. Mol Microbiol. doi: 10.1111/mmi.14817. Epub ahead of print.

[5] Alsafadi HN, Uhl FE, Pineda RH, Bailey KE, Rojas M, Wagner DE, Königshoff M. (2020). Applications and Approaches for Three-Dimensional Precision-Cut Lung Slices. Disease Modeling and Drug Discovery. Am J Respir Cell Mol Biol. 62 (6):681-691. doi: 10.1165/rcmb.2019-0276TR.

[6] Sanderson, MJ. (2011). Exploring lung physiology in health and disease with lung slices. Pulm. Pharmacol. Ther. 24:452–465

[7] Liu G, Betts C, Cunoosamy DM, Åberg PM, Hornberg JJ, Sivars KB, Cohen TS. (2019). Use of precision cut lung slices as a translational model for the study of lung biology. Respir Res. 20 (1):162. doi: 10.1186/s12931-019-1131-x.

[8] Gerckens M, Alsafadi HN, Wagner DE, Lindner M, Burgstaller G, Königshoff M. (2019). Generation of Human 3D Lung Tissue Cultures (3D-LTCs) for Disease Modeling. J Vis Exp. 12 (144): doi: 10.3791/58437.

[9] Alsafadi HN, Staab-Weijnitz CA, Lehmann M, Lindner M, Peschel B, Königshoff M, Wagner DE. (2017). An ex vivo model to induce early fibrosis-like changes in human precision-cut lung slices. Am J Physiol Lung Cell Mol Physiol. 312(6): L896-L902. doi: 10.1152/ajplung.00084.2017.

[10] Liu G, Särén L, Douglasson H, Zhou XH, Åberg PM, Ollerstam A, Betts CJ, Balogh Sivars K. (2021). Precision cut lung slices: an ex vivo model for assessing the impact of immunomodulatory therapeutics on lung immune responses. Arch Toxicol. 95(8): 2871-2877. doi: 10.1007/s00204-021-03096-y.

[11] Klouda T, Kim H, Kim J, Visner G, Yuan K. (2021). Precision Cut Lung Slices as an Efficient Tool for Ex vivo Pulmonary Vessel Structure and Contractility Studies. J Vis Exp. 24 (171). doi: 10.3791/62392.

[12] Molina-Torres CA, Flores-Castillo ON, Carranza-Torres IE, Guzmán-Delgado NE, Viveros-Valdez E, Vera-Cabrera L, Ocampo-Candiani J, Verde-Star J, Castro-Garza J, Carranza-Rosales P. (2020). Ex vivo infection of murine precision-cut lung tissue slices with Mycobacterium abscessus: a model to study antimycobacterial agents. Ann Clin Microbiol Antimicrob. 19(1):52. doi: 10.1186/s12941-020-00399-3.

[13] Kim SY, Mongey R, Griffiths M, Hind M, Dean CH. (2020). An Ex Vivo Acid Injury and Repair (AIR) Model Using Precision-Cut Lung Slices to Understand Lung Injury and Repair.Curr Protoc Mouse Biol. 10(4):e85. doi: 10.1002/cpmo.85.

[14] Neuhaus V, Danov O, Konzok S, Obernolte H, Dehmel S, Braubach P, Jonigk D, Fieguth HG, Zardo P, Warnecke G, Martin C, Braun A, Sewald K. (2018). Assessment of the Cytotoxic and Immunomodulatory Effects of Substances in Human Precision-cut Lung Slices. J Vis Exp. 9 (135):57042. doi: 10.3791/57042.

[15] Russell WMS, and Burch RL (1959). The Principles of Humane Experimental Technique. Special edition. Potters Bar, England: Universities Federation for Animal Welfare.

[16] Rosner SR, Ram-Mohan S, Paez-Cortez JR, Lavoie TL, Dowell ML, Yuan L, Ai X, Fine A, Aird WC, Solway J, Fredberg JJ, Krishnan R. (2014). Airway contractility in the precision-cut lung slice after cryopreservation. Am J Respir Cell Mol Biol. 50(5):876-81. doi: 10.1165/rcmb.2013-0166MA.

[17] Watson CY, Damiani F, Ram-Mohan S, Rodrigues S, de Moura Queiroz P, Donaghey TC, Rosenblum Lichtenstein JH, Brain JD, Krishnan R, Molina RM. Screening for Chemical (2016). Toxicity Using Cryopreserved Precision Cut Lung Slices.Toxicol Sci. 150(1):225-33. doi: 10.1093/toxsci/kfv320.

[18] Bai Y, Krishnamoorthy N, Patel KR, Rosas I, Sanderson MJ, Ai X. (2016). Cryopreserved Human Precision-Cut Lung Slices as a Bioassay for Live Tissue Banking. A Viability Study of Bronchodilation with Bitter-Taste Receptor Agonists. Am J Respir Cell Mol Biol. 54(5):656-63. doi: 10.1165/rcmb.2015-0290MA.

[19] Karlsson JO, Toner M. (1996). Long-term storage of tissues by cryopreservation: critical issues, Biomaterials 17: 243e256.

[20] Gryshkov O, Müller M, Leal-Marin S, Mutsenko V, Suresh S, Kapralova VM, Glasmacher B. (2019). Advances in the application of electrohydrodynamic fabrication for tissue engineering. Journal of Physics: Conf. Series 1236:012024

[21] Chatterjee A, Saha D, Niemann H, Gryshkov O, Glasmacher B, Hofmann N. (2017). Effects of cryo-preservation on the epigenetic profile of cells. Cryobiology 74:1-7. doi: 10.1016/j.cryobiol.2016.12.002.

[22] Hofmann N, Bernemann I, Pogozhykh D, Glasmacher B. (2011). Development of systematic parameter optimization for cryopreservation protocols for cellular suspensions, Probl. Cryobiol. Cryomedicine 2: 353e364.

Posterbeiträge des 10. Nationalen Biobanken-Symposiums 2022
Posters of the 10th National Biobank Symposium 2022

Session 6 Qualitätssicherung

Von Biobanken für Biobanken: Der Gewebe-Ringversuch für die German Biobank Alliance From Biobankers for Biobankers: The tissue round robin test for the German Biobank Alliance *C. Kaufhold-Wedel, D. Kieslich De Hol, A. Brobeil, E. Herpel, S. Schmitt*	111
Die Entwicklung eines Inventarisierungsprozesses für nicht-automatisierte Kühlsysteme The development of an inventory system for non-automated cooling systems *R. Maushagen, F. Flügge, H. Reisinger, A. Cardoso, M. Oberländer*	113

Von Biobanken für Biobanken: Der Gewebe-Ringversuch für die German Biobank Alliance
From biobankers for biobankers: The tissue round robin test for the German Biobank Alliance

Carolin KAUFHOLD-WEDEL [a,1], Dörthe KIESLICH DE HOL [a],
Alexander BROBEIL [a,c], Esther HERPEL [a,c], Sabrina SCHMITT [b]

[a] *Tissue Bank of the National Center for Tumor Diseases (NCT) Heidelberg, Germany,* [b] *BioMaterialBank Heidelberg at the Institute of Pathology, Heidelberg University Hospital, Germany,* [c] *Institute of Pathology, Heidelberg University Hospital, Germany*

Zusammenfassung. Für das Gewebebiobanking ist es unerlässlich, die Identität und Eigenschaften des für die Forschung zur Verfügung gestellten Gewebes vor Herausgabe mittels histotechnologischer Verfahren und Gewebeanalysen zu kontrollieren. Hierbei ist es äußerst wichtig sicherzustellen, dass der in vivo-Status der Gewebeproben zum Zeitpunkt der Entnahme erhalten bleibt und es durch präanalytische Verfahren wie z. B. Transport, Verarbeitung und Lagerung nicht zu Veränderungen in der histopathologischen Morphologie oder auf molekularer Ebene kommt. Ein nützliches Instrument zur Bewertung der Qualität dieser präanalytischen Verfahren ist die Teilnahme an Ringversuchen, welche einen zentralen Bestandteil in der Qualitätssicherung darstellen und somit die Anforderungen der DIN EN ISO 20387 in diesem Bereich erfüllen.

Zu diesem Zweck wurde 2017 das erste nationale gewebebezogene Biobanking-Ringversuchsprogramm von der BioMaterialBank Heidelberg in enger Zusammenarbeit mit dem German Biobank Node organisiert. Bisher wurden drei Runden mit zuletzt 16 Biobanken erfolgreich durchgeführt. Ziel dieses Programms ist es, den teilnehmenden Biobanken eine Möglichkeit zu bieten, die eigenen Prozesse zur Probenverarbeitung objektiv betrachten und bewerten zu lassen und in Zusammenarbeit Verbesserungspotenzial zu identifizieren. Die bewerteten Verarbeitungsverfahren umfassen die Probenannahme und makroskopische Beurteilung von zentral verteiltem Frischmaterial, dessen Schockgefrieren, die Anfertigung von Kryoschnitten und deren Hämalaun-Eosin-Färbung und die Extraktion von Nukleinsäuren aus Kryogewebe inklusive der Messverfahren zur Bestimmung der Konzentration und Integrität. Zudem wird die Bewertung einer pathologisch-anatomischen Beurteilung angeboten. Die Ergebnisse werden in einem persönlichen Feedback-Gespräch gemeinsam mit der teilnehmenden Biobank ausgewertet und bei der Konzeptionierung des folgenden Ringversuchs berücksichtigt.

---

1 Corresponding Author.

Die aus den Ringversuchen gesammelten Daten und daraus abgeleiteten Schlussfolgerungen bieten die Grundlage für eine Harmonisierung und Verfeinerung gewebebezogener Prozesse um letztendlich eine gleichbleibend hohe und vergleichbare Probenqualität über viele verschiedene Biobanken hinweg sicherzustellen.

Schlagwörter. Ringversuch, Qualitätssicherung, DIN EN ISO 20387

English Version

Abstract. For tissue biobanking, histotechnological procedures and tissue analyses are essential to control sample identity and characteristics prior to any research use. To ensure that the tissue samples represent the in vivo status at the time of excision it is extremely important to avoid alterations in the histopathological morphology or on the molecular level introduced during pre-analytical processes, such as transportation, processing, and storage. A useful tool to evaluate the quality of these preanalytical processes is the performance of round robin tests, which are central components of quality assurance measures and thus meet the requirements of DIN EN ISO 20387 in this regard.

For this purpose, the first national tissue-related biobanking round robin test program was organized in 2017 by the BioMaterialBank Heidelberg in close cooperation with the German Biobank Node. Three rounds have been successfully conducted so far with recently 16 biobanks. The aim of this program is to offer the participating biobanks an opportunity to objectively review and evaluate their sample processing procedures and to jointly identify the potential for improvement. The evaluated processing methods include the sampling and macroscopic assessment of centrally distributed fresh tissue samples, its fresh freezing, the preparation of cryosections, hemalum-eosin staining, and the extraction of nucleic acids from cryogenic tissue including the measurement methods to determine the respective concentration and integrity. In addition, the assessment of a histopathological evaluation is offered. The results are jointly evaluated in personal feedback sessions and considered for the design of the following round robin test.

The collected data and the derived conclusions are valuable resources that allow a harmonization and refinement of tissue-related processes in order to ensure consistently high and comparable sample quality across many different biobanks.

Keywords. Round robin test, quality assurance, DIN EN ISO 20387

Die Entwicklung eines Inventarisierungsprozesses für nicht-automatisierte Kühlsysteme

The development of an inventory for non-automated cooling systems

Regina MAUSHAGEN[a], Friedemann FLÜGGE[a], Hendrik REISINGER[a], Ana CARDOSO[a], Martina OBERLÄNDER[a]

[a] *Interdisciplinary Center for Biobanking-Lübeck (ICB-L), University of Lübeck, Germany*

Zusammenfassung. Mit Einführung der Biobank Norm DIN EN ISO 20387 ergeben sich mit Hinblick auf Probenverfolgbarkeit und Überprüfung neue Herausforderungen. Insbesondere für nicht-automatisierte Kühlsysteme, wie z. B. -80°C Tiefkühlschränke, stellt sich die Frage, wie sich die Lagerorte von Biomaterialien systematisch mit Lagerorten in der Datenbank abgleichen lassen.

Hierbei wurde zum einen ein Schema zur Dokumentation der Proben als auch ein Prozess entwickelt, der während der Inventur auch die Einhaltung der Kühlkette gewährleistet. In einem Schritt wurde eine SOP zur Durchführung der Inventarisierung entwickelt. Hierbei wurden die ASKION C-line® work bench (WB220) und die CryoPod™ Carriers (Brooks Life Sciences) mit eingebunden. Im zweiten Schritt wurde der Probenstand anhand einer Inventurmappe abgeglichen. Etwaige Abweichungen wurden im letzten Schritt korrigiert.

Nach abgeschlossener Inventur wurden kleinere Abweichungen festgestellt. Dabei handelte es sich hauptsächlich um Proben, die innerhalb einer Box vertauscht bzw. vereinzelt Boxen an einem anderen Lagerort aufzufinden waren. Letzteres lässt sich auf Havariefälle zurückführen, bei denen schnelles Handeln zum Schutz der Proben erforderlich ist. Im Zuge einer FMEA und der Betrachtung von Chancen und Risiken wurde ein Formblatt zur Probendokumentation im Havariefall erstellt, das solche Fehlerquellen zukünftig ausschließt.

Mit der neuen Biobank Norm DIN EN ISO 20387 kommen neue Aufgaben und Anforderungen auf die einzelnen Biobanken zu. Wie sich gezeigt hat, kann dies eine Chance sein, die Prozesse zu überprüfen und zu optimieren um die Probenqualität sicherzustellen. Mit einfachen Hilfsmitteln lässt sich dies auch in einem kleinen Biobank-Team umsetzen.

Schlagwörter. Inventur, DIN EN ISO 20387

English Version

Abstract. By introducing the biobank standard DIN EN ISO 20387, new challenges arise with regard to the traceability and storage processes of biosamples. Especially for non-automated cooling systems such as -80°C freezers, the question arises how physical storage locations of biomaterials can systematically be matched with storage locations in the database.

To address this problem, a sample documentation scheme, as well as a process that always ensures cold chain compliance during inventory, was developed. By involving the ASKION C-line® workbench (WB220) and CryoPod™ Carriers (Brooks Life Sciences) an SOP was first developed for carrying out the inventory. In the second step, the sample stock was compared to an inventory folder. Possible deviations were corrected in the last step.

Minor discrepancies were found after completing the inventory. Mainly samples that were mixed up within a box or individual boxes that were found in a different location have been affected. The latter can be traced back to cases of average, where quick action is required to protect samples. In the course of a Failure Mode and Effect Analysis (FMEA) and by considering opportunities and risks, a sample documentation form in case of average was created to exclude such sources of error in the future.

The new biobank standard DIN EN ISO 20387 imposes new tasks and requirements on individual biobanks. As has been shown, this can also be an opportunity to review and optimize processes to ensure sample quality. With simple tools, this can also be implemented by a small biobank team.

Keywords inventory, DIN EN ISO 20387

Qualitätssicherung

Referent/innen des 10. Nationalen Biobanken-Symposiums 2022
Contributors of the 10th National Biobank Symposium 2022

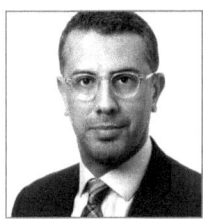

Dr. sc. hum. Fady Albashiti
LMU Klinikum

Dr. sc. hum. Fady Albashiti ist Medizininformatiker und Geschäftsführer des Medical Data Integration Center (MeDICLMU) am LMU Klinikum (DIFUTURE Konsortium). Er ist derzeit Projektleiter bzw. Partner in den Projekten CODEX, ABIDE_MI, CORD_MI, POLAR_MI und hat mehrere Jahre Industrieerfahrung im agilen Produkt-, Projekt- und Innovationsmanagement im Bereich Telemedizin & Digital Health. Dr. Albashiti ist davon überzeugt, dass Daten und Datenintelligenz der Schlüssel für die Medizin der Zukunft sind.

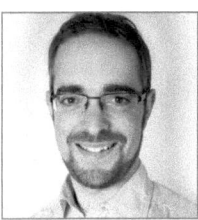

Dr. Daniel P. Brucker
Universitätsklinikum Frankfurt, Interdisziplinäre Biomaterial- und Datenbank Frankfurt (iBDF)

Dipl.-Biologe Dr. Daniel P. Brucker promovierte im Bereich Neuroonkologie an der Universität Tübingen (Dr. rer. nat.) und ist seit 2012 Koordinator für Biobanknetzwerke am UCT Frankfurt sowie seit 2015 wissenschaftlicher Koordinator der interdisziplinären Biomaterial- und Datenbank Frankfurt (iBDF).

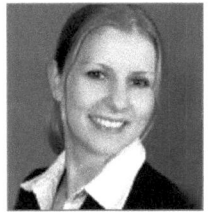

Dr. Diana Drettwan
lifespin GmbH

Als promovierte Chemikerin in der NMR-Spektroskopie mit langjähriger Erfahrung im Kundensupport verantwortet Dr. Diana Drettwan den Bereich Kundenmanagement bei der lifespin GmbH. lifespin bietet hochentwickelte und effiziente NMR-Metabolomics mit Software-Lösungen für automatisierte Datenanalyse und KI-basierte Big Data Ansätze für alle Bereiche der Life Sciences und Diagnostik.

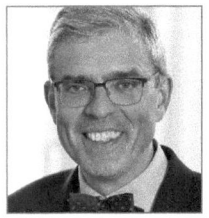

Prof. Dr. med. Matthias Frosch
Medizinischer Fakultätentag, Universität Würzburg

Der Mediziner und Mikrobiologe Prof. Dr. Matthias Frosch ist Dekan der Medizinischen Fakultät Würzburg und seit 2019 Präsident des Medizinischen Fakultätentages (MFT). Der Medizinische Fakultätentag ist der Dachverband der Medizinischen Ausbildungs- und Forschungsstätten Deutschlands. Er ist zudem Gründungsvorsitzender der Universitätsmedizin Bayern e.V. (UMB). Prof. Frosch war federführend in zahlreichen nationalen und internationalen Forschungsverbünden tätig und hat mehr als 200 Artikel in internationalen Zeitschriften publiziert.

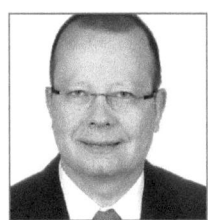
Prof. Dr. iur. Tobias Herbst
Hochschule für Polizei und öffentliche Verwaltung NRW
Professor Dr. iur. Tobias Herbst ist Professor für Öffentliches Recht an der Hochschule für Polizei und öffentliche Verwaltung NRW. Seit 2006 ist er Mitglied der Ethikkommission der Charité. Außerdem ist er seit 2012 Mitglied der AG Biobanken im Arbeitskreis Medizinischer Ethik-Kommissionen. Seine Forschungsschwerpunkte liegen u. a. im Datenschutz- und Medizinrecht.

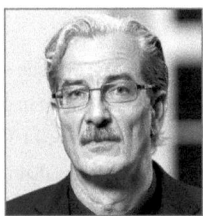
Prof. Dr. Roland Jahns
Universitätsklinikum Würzburg, Interdisziplinäre Biomaterial- und Datenbank Würzburg (ibdw)
Prof. Dr. Roland Jahns ist seit 2011 Direktor der Interdisziplinären Biomaterial- und Datenbank Würzburg (ibdw). Weiterhin ist er Mitglied der Arbeitsgruppe „Biobanking" des Arbeitskreises Medizinischer Ethik-Kommissionen in der Bundesrepublik Deutschland.

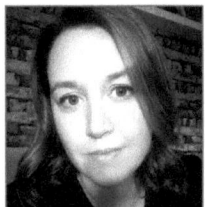
Stefanie Jordan
UCT Biobank und Interdisziplinäre Biomaterial- und Datenbank Frankfurt (iBDF)
Stefanie Jordan ist staatlich geprüfte Biologisch-technische Assistentin mit dem Ausbildungsschwerpunkt Molekularbiologie. Seit 2016 arbeitet sie im Labor der UCT Biobank und der Interdisziplinären Biomaterial- und Datenbank Frankfurt (iBDF). Dort ist sie vorrangig für die Isolation von PBMC aus Knochenmarkaspirat und Vollblut verantwortlich.

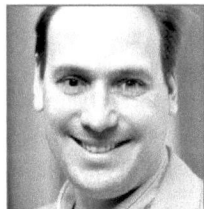
Markus Kersting
Medizinische Hochschule Hannover, Hannover Unified Biobank (HUB)
Markus Kersting ist Head of IT an der Hannover Unified Biobank (HUB) an der Medizinischen Hochschule Hannover und erster Ansprechpartner für die Forschungs-IT-Systeme im Zentrum für Informationsmanagement der Medizinischen Hochschule Hannover (MHH).

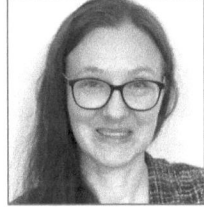
Dr. Katja Hartig
DFG-Geschäftsstelle, Stellvertretende Gruppenleitung der Gruppe Medizin
Dr. Katja Hartig arbeitet seit 2007 bei der DFG-Geschäftsstelle in den Lebenswissenschaften und hat dort die Leitung der AG „Forschungsdaten" inne. Weiterhin ist sie am Projekt „Digitaler Wandel in der Wissenschaft" und der Neuformulierung des Kodex der Guten Wissenschaftlichen Praxis beteiligt. Sie ist Mitglied im Rat der Förderer der TMF

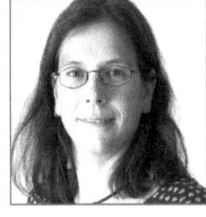
Dörthe Kieslich de Hol
Universitätsklinikum Heidelberg, NCT Gewebebank Heidelberg
Die Biologin Dörthe Kieslich de Hol ist seit 2005 als MTA in der NCT Gewebebank Heidelberg tätig und dort maßgeblich am Aufbau des Gewebebankstandortes Heidelberg beteiligt. Sie ist innerhalb der Gewebebank zuständig für das RNA-/DNA-Labor und dessen Aufgabenbereiche.

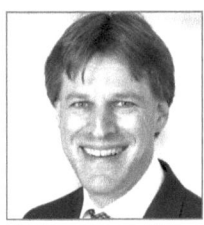

Prof. Dr. med. Tobias Raupach
Universitätsklinikum Bonn, Institut für Medizindidaktik
Tobias Raupach, MME, ist Internist und Kardiologe. Seit Oktober 2020 leitet er das Institut für Medizindidaktik am Universitätsklinikum Bonn. Wissenschaftlich befasst er sich mit digitalen Lehrformaten und entwickelt u.a. Serious Games, in denen die Abläufe auf einer Notaufnahme simuliert werden.

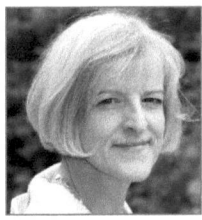

Gesine Richter
Universität Kiel, Institut für Epidemiologie, Institut für Experimentelle Medizin
Gesine Richter ist wissenschaftliche Mitarbeiterin am Institut für Experimentelle Medizin – Sektion Medizinethik an der Universität Kiel. Sie hat Politikwissenschaften studiert und verfügt über einen zusätzlichen MBA in Wissenschaftsmanagement. In ihrer Arbeit befasst sie sich mit den sozialen, rechtlichen und ethischen Dimensionen der Biomedizin, insbesondere mit Biobanking, breiter Zustimmung, Zustimmung für pädiatrisches Biobanking, in die Gesundheitsversorgung eingebettetem Biobanking und der Datenschutz-Grundverordnung (GDPR). Weiterhin hat sie Studien zur empirischen Ethik durchgeführt, die sich mit der Motivation, den Einstellungen und dem Verständnis der Teilnehmer an Biobankforschung befassen. Aktuelle Forschungsprojekte konzentrieren sich auf die Einstellung der Öffentlichkeit zur Datenspende, die Verbesserung der Gesundheitskompetenz und die Einbeziehung der Öffentlichkeit.

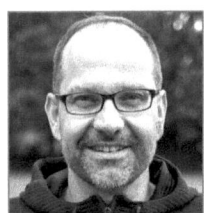

Dr. Clemens Ruppert
Justus-Liebig Universität Gießen, UGMLC Gießen Biobank
Clemens Ruppert studierte Pharmazie an der Philipps Universität Marburg, promovierte 2001 in pharmazeutischer Technologie an der Universität des Saarlandes und ist seitdem am Zentrum für Innere Medizin, Medizinische Klinik 2 der Justus-Liebig Universität Gießen tätig. Er fungiert dort als Projektleiter in zahlreichen Drittmittel-geförderten Forschungsprojekten und Netzwerken im Bereich Lungenfibrose und ist seit 2012 am Lungenzentrum Gießen (Universities of Gießen & Marburg Lung Center, UGMLC) organisatorischer Leiter der DZL/UGMLC Gießen Biobank.

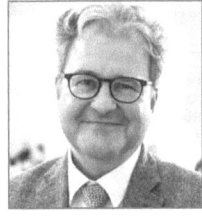

Sebastian Claudius Semler
Geschäftsführer TMF
Sebastian Claudius Semler ist Arzt mit Fachzertifikat Medizinische Informatik. Nach Stationen in Forschung & Lehre und in der Health-IT-Industrie ist er seit 2004 Geschäftsführer der TMF – Technologie- und Methodenplattform für die vernetzte medizinische Forschung e.V. in Berlin. Er leitet u. a. seit 2016 die Koordinationsstelle der Medizininformatik-Initiative des Bundesministeriums für Bildung und Forschung, 2020/21 den Aufbau der zentralen Forschungsdatenplattform zu COVID-19 (CODEX) im Rahmen des Netzwerks Universitätsmedizin, sowie seit 2021 die Koordinationsstelle der genom-DE-Initiative des Bundesministeriums für Gesundheit. Eigene Arbeitsschwerpunkte liegen in den Bereichen Regulatorik, Rechts- und Organisationsfragen zur Digitalisierung in der Medizin sowie Datenstandardisierung und Terminologien. Semler wirkt weiterhin als Fachgutachter und ist u. a. Mitglied im Beirat der gematik sowie ehrenamtlicher Geschäftsführer von IHE Deutschland.

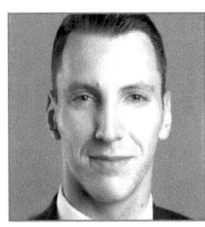

Martin Semmler
Bundesdruckerei GmbH
Martin Semmler verfügt über einen B. A. in Business Administration und ist seit 2018 bei der Bundesdruckerei GmbH im Vertrieb tätig. Seitdem entwickelte er das dortige Partnermanagement mit und ist seit Beginn 2021 verantwortlich für den Vertrieb von digitalen Lösungen der Bundesdruckerei GmbH für den Gesundheitsmarkt.

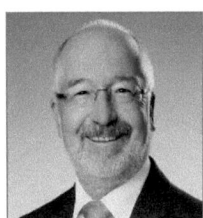

Prof. Dr. Jochen Taupitz
Institut für Medizinrecht der Universitäten Heidelberg und Mannheim
MDer Jurist Prof. Dr. Jochen Taupitz leitet das Institut für Deutsches, Europäisches und Internationales Medizinrecht, Gesundheitsrecht und Bioethik der Universitäten Heidelberg und Mannheim. Darüber hinaus ist er Vorsitzender der Zentralen Ethikkommission bei der Bundesärztekammer (BÄK) und Mitglied der Nationalen Akademie der Wissenschaften Leopoldina. In seiner Forschung beschäftigt sich Jochen Taupitz insbesondere mit dem Medizin- und Gesundheitsrecht. Er legt dabei Wert auf Interdisziplinarität und bezieht Erkenntnisse aus Medizinethik, Naturwissenschaft und Medizin ein.

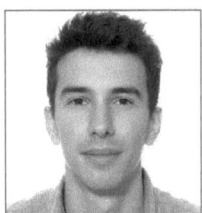

Radovan Tomášik
Czech National Node of European biobank infrastructure BBMRI-ERIC
Radovan Tomášik is a DevOps Engineer working for the Czech National Node of the BBMRI consortium. He works in a multi-institutional team focussed on implementing Federated Search infrastructure across biobanks in the Czech Republic. His interest is in adjusting medical datasets to adhere to the FAIR principles.

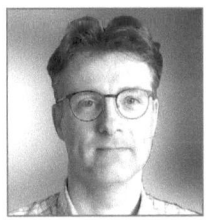

Dr. rer. nat. Gunter Wolf
Universitätsklinikum Carl Gustav Carus Dresden, Dresden Integrated Liquid Biobank (DILB), BioBank Dresden (BBD)
Der promovierte Biologe Dr. rer. nat. Gunter Wolf ist seit 2019 an der Dresden Integrated Liquid Biobank (DILB) der BioBank Dresden (BBD) tätig. Seit 2010 arbeitet er am Institut für Klinische Chemie und Laboratoriumsmedizin, Universitätsklinikum Carl Gustav Carus Dresden.

Programm des 10. Nationalen Biobanken-Symposiums 2022[1]
Programme of the 10th National Biobank Symposium 2022[2]

Mittwoch, 01.06.2022

09:00 Uhr Teilnehmerregistrierung und Kaffee

10:30 Uhr Grußworte
PD Dr. Dr. Michael Kiehntopf | *Universitätsklinikum Jena (Tagungspräsident/TMF-Vorstand)*
Prof. Dr. Michael Hummel | *Charité – Universitätsmedizin Berlin, German Biobank Node (GBN)*

10:35 Uhr Opening – Biobanken im Netzwerk großer Initiativen

Chancen der Medizininformatik-Initiative für die Genommedizin
Sebastian C. Semler | *TMF – Technologie- und Methodenplattform für die vernetzte medizinische Forschung*

ABIDE-MI - Wo stehen wir heute?
Prof. Dr. Hans-Ulrich Prokosch | *Friedrich-Alexander-Universität Erlangen-Nürnberg*

NUM-NAPKON-Biobanking: Eine Erfolgsgeschichte?
Prof. Dr. Thomas Illig | *Medizinische Hochschule Hannover, Unified Biobank (HUB)*

N.N.
Prof. Dr. Dr. Jens Habermann | *Generaldirektor BBMRI-ERIC*

11:25 Uhr Session 1: IT
Chairs: PD Dr. Sara Nußbeck | *Universitätsmedizin Göttingen*
Prof. Dr. Michael Hummel | *Charité-Universitätsmedizin Berlin*
Prof. Dr. Martin Lablans | *Deutsches Krebsforschungszentrum Heidelberg*

Kann eine AR-Brille das tägliche Biobanking verbessern?
Dr. Markus Kersting | *Medizinische Hochschule Hannover*

Verteilte Machbarkeit – eine Brücke zwischen Bioproben und Daten
Julian Gründner | *Friedrich-Alexander-Universität Erlangen-Nürnberg*

Implementation and development of Federated search for biospecimen and data within BBMRI-ERIC
Radovan Tomášik | *BBMRI.cz*

---

[1] aktueller Stand: 12.04.2022
[2] last update: April 12, 2022

Das Kerndatensatz-Modul „Biobank – Bioprobendaten" der Medizininformatik-Initiative

Noemi Deppenwiese | *Friedrich-Alexander-Universität Erlangen-Nürnberg*

Biobanken spielerisch erklären - Einführung in das Spiel

Dr. Daniel Brucker | *interdisziplinäre Biomaterial- und Datenbank Frankfurt (iBDF), Universitäres Centrum für Tumorerkrankungen Frankfurt*

12:20 Uhr Mittagspause

13:20 Uhr Session 2: Nachhaltigkeit

Chairs: Prof. Dr. Michael Hummel | *Charité-Universitätsmedizin Berlin*
Prof. Dr. Dr. med. Jens Habermann | *Generaldirektor BBMRI-ERIC*

Perspektive der DFG

Dr. Katja Hartig | *Deutsche Forschungsgemeinschaft DFG*

Perspektive eines Universitätsvorstands

Prof. Dr. Christopher Baum | *Charité-Universitätsmedizin Berlin, Berlin Institute of Health BIH*

Perspektive eines Dekans

Prof. Dr. Matthias Frosch | *Universitätsklinikum Würzburg*

Kennzahlen/KPIs im Biobanking

Julia Jasper | *Bundesministerium für Bildung und Forschung (BMBF)*

14:45 Uhr Podiumsdiskussion – Nachhaltigkeit von Biobanken

15:20 Uhr Erfrischungen

15:50 Uhr Session 3: Industrie-Session und Podiumsdiskussion

Schwerpunkt Nachhaltigkeit aus Sicht der Industrie

Chairs: Dr. Heidi Altmann | *Universitätsklinikum CGC, Deutsches Krebsforschungszentrum/NCT Dresden*

Dr. Ronny Baber | *Universitätsklinikum Leipzig, Leipzig Medical Biobank*

Kurzpräsentationen:

KAIROS
IC Biomedical
german cryo
LVL technologies
HAMILTON STORAGE
LiCONiC INSTRUMENTS
Cryotherm live science
pHcbi
BioZym
Ziath
FLUIDIGM

17:00 Uhr **Podiumsdiskussion**

17:45 Uhr Erfrischungen

18:15 Uhr **Postersession**

18:50 Uhr **Evening Lecture**
Prof. Dr. Georg Schmidt | *Technische Universität München, Vorsitzender des Arbeitskreises Medizinischer Ethik-Kommissionen (AKEK)*

19:30 Uhr Sektempfang

20:00 Uhr **Konferenz-Dinner – Abendveranstaltung**

Donnerstag, 02.06.2022

08:30 Uhr Teilnehmerregistrierung und Kaffee

09:00 Uhr **Session 4: Ethik/Datenschutz/PatientInnen-Partizipation**
Chairs: Prof. Dr. Roland Jahns | *Universitätsklinikum Würzburg, IBDW*
Sebastian C. Semler | *TMF – Technologie- und Methodenplattform für die vernetzte medizinische Forschung*

Re-Consent des volljährig gewordenen Minderjährigen: Notwendig – sinnvoll – kontraproduktiv?
Prof. Dr. Jochen Taupitz | *Universitäten Heidelberg und Mannheim*

Transfer von Proben und Daten in Nicht-EU-Staaten - how to?
Prof. Dr. Tobias Herbst | *Hochschule für Polizei und öffentliche Verwaltung NRW, Humboldt-Universität zu Berlin*

Digitales Impfquoten-Monitoring des RKI: Ein Datentreuhänder schützt Patientendaten
Martin Semmler | *Bundesdruckerei GmbH*

Einführung der allgemeinen Patienteninformation nach Standard der Medizininformatik-Initiative
Dr. Fady Albashiti | *Zentrum für Medizinische Datenintegration und -analyse (MeDICLMU), Klinikum der Universität München*

Broad consent für pädiatrisches Biobanking im Deutschen Zentrum für Lungenforschung (DZL) – Vorlage für ein zweistufiges Aufklärungsverfahren zur Nutzung genetischer Daten
Gesine Richter | *Institut für Experimentelle Medizin, Christian-Albrechts-Universität zu Kiel*

10:30 Uhr Kaffeepause

12:30 Uhr **Session 5: Education**
Chairs: Dr. Cornelia Specht | *Charité- Universitätsmedizin Berlin, German Biobank Node*
PD Dr. Sara Nußbeck | *Institut für Medizinische Informatik, Universitätsmedizin Göttingen*

Digitale Lehr- und Lernmethoden im Medizinstudium – vom Podcast bis zum Serious Game
Prof. Dr. Tobias Raupach | *Institut für Medizindidaktik, Medizinische Klinik & Poliklinik II, Herzzentrum, Universitätsklinikum Bonn*

Aus dem Leben einer Biobank-TA: Weiterbildung im Job
Dörthe Kieslich de Hol | *Universitätsklinikum Heidelberg, Nationales Centrum für Tumorerkrankungen (NCT)*
Stefanie Jordan | *Universitätsklinikum Frankfurt, Universitäres Centrum für Tumorerkrankungen*

Digitales Wissensmanagement am Beispiel der NAPKON-Studie
Inga Bernemann | *Medizinische Hochschule Hannover*

Biobanken spielerisch erklären
Daniel Brucker | *interdisziplinäre Biomaterial- und Datenbank Frankfurt (iBDF), Universitäres Centrum für Tumorerkrankungen Frankfurt*

12:20 Uhr Mittagspause

13:20 Uhr Session 6: Qualitätssicherung
Chairs: PD Dr. Dr. Michael Kiehntopf | *Universitätsklinikum Jena*
Dr. Sabrina Schmitt | *BioMaterialBank Heidelberg, Universitätsklinikum Heidelberg*
Bettina Meinung | *Universitätsklinikum Jena*

Akkreditierung im internationalen Umfeld (DIN)
Dr. Dunja Martin | *Leibniz Institut DSMZ - Deutsche Sammlung von Mikroorganismen und Zellkulturen GmbH*

Ringversuch GBA/GDN Liquid
Sven Helling | *Universitätsklinikum Jena*

Externe Qualitätssicherung des Biobankings von mononukleären Zellen aus peripherem Blut: Design und Erkenntnisse der GBN-Pilotstudie 2020
Dr. Gunter Wolf | *Universitätsklinikum Carl Gustav Carus an der Technischen Universität Dresden*

DiBiMeDx: Digitalisiertes Biobankung mit Metabolitenprofiling im Hochdurchsatz – Etablierung von Big-Data-Analytik zur Verbesserung von Diagnostik und Vorsorge
Dr. Diana Drettwan | *Lifespin GmbH*

Kryokonservierte Präzisionslungenschnitte - eine Herausforderung für das Gewebe-Biobanking
Dr. Clemens Ruppert | *Universitätsklinikum Gießen und Marburg*

14:35 Uhr Kaffeepause

15:00 Uhr Posterpreisverleihung

15:30 Uhr Resumé

***ibidem**.eu*